全国高等职业教育护理专业"十三五"规划教材

U0333511

护理管理学

HULI GUANLIXUE

主 编　颜玲琴　李　宇　朱林美

副主编　李惠子　孙　丽

编 者　（以姓氏笔画为序）

朱林美　安顺职业技术学院

刘　瑶　萍乡市卫生学校

孙　丽　乐山职业技术学院

李　宇　铜仁职业技术学院

李　清　萍乡市卫生学校

李惠子　铜仁职业技术学院

徐　娇　萍乡市卫生学校

颜玲琴　萍乡市卫生学校

华中科技大学出版社
http://www.hustp.com
中国·武汉

内 容 简 介

本书为全国高等职业教育护理专业"十三五"规划教材。

本书内容十分丰富,基本涵盖了医院临床护理管理的各个方面。全书共十一章,分别为绪论、管理的基本理论和原理、护理管理的计划职能、护理组织管理、护理控制管理、护理人力资源管理、护理管理的领导职能、护理质量管理、护理科研管理、护理管理与法律和护理信息管理。

本书可供高职高专护理等专业使用。

图书在版编目(CIP)数据

护理管理学/颜玲琴,李宇,朱林美主编. —武汉:华中科技大学出版社,2018.1(2024.8重印)
全国高等职业教育护理专业"十三五"规划教材
ISBN 978-7-5680-3716-7

Ⅰ. ①护… Ⅱ. ①颜… ②李… ③朱… Ⅲ. ①护理学-管理学-高等职业教育-教材 Ⅳ. ①R47

中国版本图书馆 CIP 数据核字(2018)第 020678 号

护理管理学
Huli Guanlixue

颜玲琴 李 宇 朱林美 主编

策划编辑:余 雯
责任编辑:秦 塱
封面设计:原色设计
责任校对:李 琴
责任监印:周治超
出版发行:华中科技大学出版社(中国·武汉)   电话:(027)81321913
        武汉市东湖新技术开发区华工科技园   邮编:430223
录   排:华中科技大学惠友文印中心
印   刷:武汉邮科印务有限公司
开   本:787mm×1092mm 1/16
印   张:10.75
字   数:277 千字
版   次:2024 年 8 月第 1 版第 6 次印刷
定   价:32.00 元

护理管理学是一门研究护理管理活动基本规律与方法的科学,是管理学的基本理论和方法在护理管理中的具体运用。随着护理学科的发展,学习和运用现代管理理论和方法,提高护理管理水平,实现护理组织目标,已成为护理管理者的迫切要求。本书在编写的过程中有一定的特色。

(1) 适应护理事业发展的需要,增加部分教学内容。随着护理学科的发展和卫生改革的深化,对护理人才的综合素质培养提出了新的要求。本教材主要是增设第十章"护理管理与法律"和第十一章"护理信息管理"。随着现代技术发展,计算机在各个领域都发挥着重大的作用,护士掌握一定的计算机应用技术,可以明显提高工作效率。同时护理人员应更好地学习法律知识,规范自己的职业行为,建立和谐的护患关系,掌握和运用法律武器,保护护患双方的合法权益。

(2) 贴近护士执业资格考试大纲,更新部分教学内容。通过对新印发的《护士执业资格考试大纲》和今年护士执业资格考试中有关"护理管理"内容的分析,对原来表述不确切或已过时的内容进行了修改或删减,进一步明确了学习要点,提高学生的注意力和学习兴趣,培养学生自主学习的积极性。

(3) 编写格式有所创新,充分体现教材特色。每章开始有"学习目标"及"案例引导",激发学生学习的兴趣。在结束时增加"现学现用"案例,巩固复习所学知识,并对本章必须学习掌握的主要内容和知识点进行练习与检测。本教材旨在全方位培养学生分析问题、解决问题的实际能力,充分体现了本教材系统性、科学性、先进性、启发性、实用性和可读性的特色。

本书由颜玲琴、李宇、朱林美担任主编,由李惠子、孙丽担任副主编,刘瑶、李清、徐娇参与了编写。具体编写分工如下:铜仁职业技术学院李宇编写第一章,萍乡市卫生学校刘瑶编写第二、九章,萍乡市卫生学校李清编写第三章,萍乡市卫生学校颜玲琴编写第四、六章,萍乡市卫生学校徐娇编写第五、七章,安顺职业技术学院朱林美编写第七章,铜仁职业技术学院李惠子编写第八、十、十一章,乐山职业技术学院孙丽编写第九章。全书由颜玲琴修改、补充和最后定稿。

在本书编写过程中,得到了各位编者单位的关心和大力支持,在此一并致谢! 但由于编者水平有限,书中不足之处在所难免,恳请各位专家、学者及读者指正,以便进一步修改完善。本书读者反馈信箱:yanlingqin@163.com。

编者

2017 年 10 月

Contents | 目 录

第十章　护理管理与法律

第十一章　护理信息管理

参考文献

第一章 绪 论

 学习目标

了解:管理理论的形成与发展。

熟悉:管理的职能与作用。

掌握:护理管理的概念和特点。

运用:初步应用管理理论分析与处理实际管理问题。

管理学是一门系统研究管理过程的应用学科,其在历史上的作用已得到社会的公认和人们的重视。护理管理学作为管理学的分支学科,是在系统学习和掌握管理学的基本理论、方法和技术的前提下,结合护理管理的特点并加以研究和学习,目的是使护理管理更趋科学化、专业化、效益化。

案例引导

某医院为庆祝"5·12"国际护士节举办晚会,要求每个科室出一个节目。张兰是心内科护士长,为能出色地完成任务,她首先和科室同志结合晚会的主题、科室的实际情况,确定表演节目,然后挑选出演员,安排专人负责道具、服装、后勤保障等工作,并组织演员排练,表演最终获得成功。

请问:

1. 结合案例,谈谈你对管理的认识。

2. 张兰在整个过程中运用了哪些管理的职能?

第一节 管理理论的形成与发展

管理的发展是与社会生产力的发展相适应的,随着社会的进步,管理也在不断发展,其含义、内容、方式都在变化,管理的思想、理论也在不断发展和完善。社会生产力的发展可以促进管理的发展,管理的发展又可以推动社会生产力的发展。因此,研究管理的发展历史,总结不同时期的管理经验、教训,逐步加深对管理原理的理解和管理功能的认识,探索其中的规律,对做好管理工作,提高管理绩效极为重要。

管理理论的形成与发展,一般从以下两个方面划分成不同的历史阶段。

(一)依据管理的指导思想、表现形式和特点及社会生产力水平和生产规模的区别划分

1. 传统管理阶段 从 18 世纪末期英国工业革命开始,到 19 世纪末、20 世纪初"泰罗制"出现,这一时期的管理活动阶段,称为传统管理阶段。这一阶段的生产以手工生产为主,生产力水平低下,生产者就是管理者,管理上的特征是小生产的经验管理。第一次工业革命后,虽然机器生产代替了部分手工劳动,出现了在工厂、手工作坊等进行的有组织的集体活动,但生产规模不大,在整个社会占统治地位的生产方式仍然是手工劳动,管理仍然还是小生产的经验管理。

2. 科学管理阶段 从"泰罗制"开始,到第二次世界大战结束,这一管理活动阶段称为科学管理阶段。19 世纪末、20 世纪初,机械工业发展迅速,生长规模不断扩大,单凭经验管理已不能适应生产力的发展,需要有专职人员进行管理,于是企业所有者与管理者的职能分开。同时,科学实验被应用到管理活动中,产生了"泰罗的科学管理"。有关行为科学的管理思想也随之出现,其代表人物有法约儿、韦伯等。

3. 现代管理阶段 从第二次世界大战结束直到现在,这一管理活动阶段称为现代管理阶段,进入 20 世纪中期以后,由于现代化大生产的发展,现代科学技术的进步,生产力得以迅速发展,加之国际间的竞争加剧,人们对管理更为重视,对管理实践和理论的研究更为普遍。此阶段有以下特点。

(1)不仅注重对劳动生产效率的研究,而且重视对劳动生产效果的研究,管理以好的效果为目标。因此,对经营方针和政策的研究更为重视,如果没有正确的经营方针和政策,则会导致效率越高,浪费越大,损失越重及效果越差。

(2)不仅研究劳动生产过程,而且重视对人的研究。运用社会学、心理学等方面的知识,研究劳动生产过程中人的行为,于是就产生了行为科学。

(3)不仅研究劳动生产的过程,而且重视对现代科技成果在管理中的运用,特别是先进的数学方法、计算机技术、系统论、控制论、信息论等在管理活动中广泛应用。因此,形成了一系列新的管理办法、管理技术等,于是产生了管理学派,目前统称为"管理科学学派"。

(二)依据管理思想和管理理论的发展过程划分

1. 早期管理活动或实践阶段 指从有了人类集体劳动的分工、协作开始,一直到 18 世纪初这一历史阶段。这一阶段人类仅仅为谋求生存而开展各种活动,自觉或不自觉地进行着管理活动和管理实践。

2. 早期管理思想的萌芽阶段 指从 18 世纪初到 19 世纪末这一阶段。人们通过观察各种管理的实践活动,对管理活动在社会中所起的作用产生了一定的认识,并提出某些见解。但这一切仅停留在一个较低的水平上,对管理活动没有进行系统、全面的研究。因此,人们对它的认识和见解仅仅见于一些史学、哲学、社会学、经济学、军事学等著作中,还没有形成一个比较完整的管理理论体系。

3. 管理理论形成阶段 指从 19 世纪末一直到现在这一历史阶段。这一时期随着生产力的高度发展和科学技术的飞跃,人们在科学实验的基础上,不断把具体的认识抽象地上升为理性认识,逐步形成管理理论体系。尽管这些理论体系尚不完善,还有待进一步研究和补充,但它已成为当今指导管理活动的理论基础。

尽管管理的每一阶段都有一定的特点,但它们都是相互联系、不可分割的。从发展的全过程看,从低级到高级、由简单到复杂、从具体到抽象,是管理科学发展的基本规律。

第二节　管理的职能与作用

管理的职能明确了在各项管理活动中管理的基本功能。管理的职能既是管理的要素之一,又是管理原则、管理方法的具体体现。

一、管理的基本职能

管理的职能就是管理在社会活动中的职责与功能。通常认为管理有五大职能。

(一) 计划职能

计划是管理最基本的职能,与其他职能联系密切。计划职能包括选定组织目标和实现目标的途径。管理者根据计划目标,从事组织工作,领导及控制工作活动,以达到预定目标。为使组织中的各项活动能够有效、协调地进行,管理者必须有严密统一的计划。具体而言就是确定做什么(what)、为什么做(why)、谁来做(who)、何时做(when)、何地做(where)、如何做(how)。

(二) 组织职能

组织职能是指为实现预定目标,根据计划对组织拥有的各种资源进行科学安排,设计和维持合理的组织结构。组织工作的具体程序和内容包括组织设计、人员配置和组织变革3部分。组织设计是为实现计划目标,对各种业务活动进行组合分类,设置相应的岗位和职务,并按一定标准组合这些岗位和职务,形成不同的工作部门。人员配置是根据各岗位活动的要求以及组织成员的素质和技能特点,对组织结构所规定的不同岗位所需人员进行恰当有效的选择、评价、培养和使用。将适当的人员安置在相关的岗位上,以便更好地胜任组织结构规定的各项任务,从而实现组织目标。组织变革是根据组织活动及其环境的变化,对组织结构做必要的调整。组织职能是管理的重要职能之一,是完成计划的保障。

(三) 人力资源管理职能

人力资源管理职能是指管理者根据组织管理内部的人力资源供需状况所进行的人员选择、培训、使用、评价的活动过程,目的是保证组织任务顺利完成。人力资源管理作为一项独立的管理职能,已得到越来越多的管理理论家和实际工作者的认同,并把人员配备职能的含义扩展为选人、育人、用人、评人和留人5个方面。随着管理理论研究和实践的不断深入,这一职能已经发展成为一门独立的管理学科分支。

（四）领导职能

领导职能是使各项管理职能有效地实施、运转并取得实效的职能。护理管理的领导职能就是管理者引导护理团队同心协力实现组织目标的过程。领导职能发挥的关键是正确运用领导者的影响力,有效激励下属的工作自主性、积极性和创造性,提高工作效率,保证组织目标的实现。

（五）控制职能

控制职能的核心是保证组织目标的实现。控制活动是根据既定目标和标准对组织活动进行监督、检查,在发现偏差时采取纠正措施以达到预期目标。控制工作是一个延续不断、反复进行的过程,目的在于保证组织实际的活动及其成果同预期目标相一致。

以上职能是统一的有机整体,各项职能之间相互联系、相互交叉。

二、管理的作用

（一）"管理"是"管理科学"发展的重要因素

社会的发展和科技的进步与管理科学的建设和发展是密不可分的。管理科学是综合运用社会科学、自然科学和技术科学的原理和方法,研究社会生产管理规律的一门综合性应用科学,它与科学和技术一起是促进现代社会文明发展的三大支柱。在我国,管理科学是在马克思主义基本原理的基础上,在社会主义建设的实践中,在不断发展现代科学技术,引进国外管理理论,总结国内管理经验的情况下逐步形成和发展起来的。认真学习、研究和运用这门学科,对提高我国各项工作的管理水平,促进社会主义现代化建设事业的发展,有着极其重要的作用。

（二）管理是加速实现现代化建设的重要手段

我国的现代化建设是在人口多、底子薄的基础上进行的。如何加速现代化建设,除了要有一条正确的路线和与之相配套的方针、政策外,很重要的一点就是要加强科学管理。我国的生产潜力很大,但管理落后,在现有的条件下,采用科学管理的方法,就能大幅度地提高劳动生产效率。

改革开放以来,我国一直在加强管理科学的研究和管理体制的改革。实践证明,通过改革,各项工作都出现了新的局面。加强现代化管理,加快了现代化建设的进程。可以预见,管理科学知识的普及和现代化管理手段的广泛应用,将会更有力地推进社会主义现代化建设的进程。

（三）管理本身是一种重要的资源

社会的发展虽然需要丰富的经济资源和先进的科学技术,但更重要的还在于组织的能力,即管理的能力。因为管理可以出效率、出效益,所以管理本身就被视为一种重要的资源。加速管理学科的建设,提高科学管理的水平,是推动经济社会发展的必由之路。我国的现代化建设需要管理,卫生事业各项工作中的管理同样重要。卫生工作是关系人民健康、保护劳动力的重要工作。卫生工作落后,就会拖现代化建设的后腿,就不能保证广大人民群众精力充沛地进行现代化建设,而要把卫生工作搞好,就必须加强卫生事业的管理工作,只有这样,才能充分利用现有的卫生资源,为人民提供较高质量的卫生服务。

第三节　护理管理概述

护理管理是管理科学在护理事业中的具体应用,其任务是研究护理工作的特点,找出其规律性,对护理工作的诸要素(人员、技术、信息等)进行科学的管理,以提高护理工作的效率和效果。因此,良好的护理管理不仅可以使护理系统实现最有效的运转,而且可以不断提高护理工作质量。

一、护理管理的概念

护理管理属于专业领域管理。世界卫生组织(WHO)把护理管理定义为:护理管理是为了提高人们的健康水平,系统地利用护士的潜在能力和有关的其他人员或设备、环境,以及社会活动的过程。美国护理管理专家 Gillies 指出,护理管理是使护理人员为病人提供照顾、关怀和舒适的工作过程,她认为护理管理的任务是通过计划、组织以及对人力、物力、财力资源进行指导和控制达到为病人提供有效而经济的护理服务的目的。从系统论的角度讲,医院的护理工作也是一个完整的管理系统。

二、护理管理的特点

(一) 护理管理要适应护理学科的特点

1. 要适应护理学作为独立学科的要求　现代护理学综合应用了自然科学、人文社会科学方面的知识,帮助、指导人们保持或重新获得体内外环境的相对平衡,以达到身心健康、精力充足。护理工作除了要与医生协作进行诊断、治疗的任务以外,还要独立地进行护理诊断,有别于医疗实践。由于医学模式的转变,护理工作发展得更具有独立性,这就要求护理管理要适应护理工作独立性的特点。

2. 要适应职业对护士素质修养的特殊要求　由于护理工作的主要对象是病人,职业特点对护士素质修养提出了特殊的要求:①要爱岗敬业,树立人道主义精神;②要有高度的责任感和认真细致的工作作风;③业务技术上要精益求精,严格遵守操作规程,有严谨的科学态度;④仪表整洁、举止大方,使病人感到亲切、安全、可信赖,并能充分配合。

3. 要适应护理工作科学性和服务性的要求　现代护理理论的发展,新技术、新知识的引入,加强了护理的科学性。由于护理是为人类健康服务的工作,尤其是临床护理,是以病人为中心,具有较强的科学性、服务性、技术性,要求护理管理要适应这些特点。

4. 要适应护理人员人际沟通广泛性的要求　护理工作人员在医院内与各部门广泛交往与协作,与医生、后勤人员、病人及家属和社区人员的人际沟通技巧甚为重要。

5. 要适应护理工作连续性和护理人员性别特点的要求　由于护理工作连续性强,夜班多,护理人员中女性占绝大多数,与病人接触密切,易导致精神紧张、工作劳累,生活很不规律。护理管理者必须重视,适当解决护理人员遇到的各种困难,保证其安心工作。

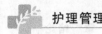
（二）护理管理综合性和实践性的特点

管理学是一门综合性的学科,应用了多学科的研究成果,如经济学、社会学、心理学、行为科学、运筹学、系统工程学、电子计算机等。护理管理学是以管理学为基础的,它除了具有管理学的特点外,还受护理学科的多种因素影响,护理管理要综合考虑多方面因素,并综合运用有关的知识和理论。

护理管理的实践性即具有可行性,其可行性标准是通过社会效益和经济效益进行确定的。

国外护理管理的理论较多,在研究学习中,应结合我国的实践经验,逐步创建适应我国的护理管理理论。

（三）护理管理广泛性的特点

护理管理涉及的范围广泛,包括组织管理、人员管理、业务流程管理、质量管理、病房管理、门诊管理、物资管理、科研管理、教学管理、信息管理等。广泛的管理内容,要求管理人员具有相关的管理理论和较广泛的知识。

在医院内,护理管理人员可分为以下几个层次。①护理副院长,护理部正、副主任的职责主要是制订全院性的护理工作目标和有关标准,组织和指导全院护理工作,控制护理服务质量等;②科护士长的职责主要是组织贯彻执行上层管理部门提出的政策、任务,指导和管理本部门护理管理人员做好所管辖的护理工作;③基层护士长的职责主要是管理和指导护士及做好病人的护理工作;④护士有参与管理病人、管理病房、管理物品等职责,经过实践训练均要具有一定的管理经验和具备一定的能力。

三、学习护理管理的意义

（一）护理管理在医院工作中具有重要作用

护理管理是医院管理的重要组成部分,它可以使护理系统得到最优运转,提高护理工作质量,保证医疗任务的完成;使门诊和病房井然有序、整洁安静;使各种设备、物资保持在随时备用和性能良好的状态;为病人创造良好的休养治疗环境,保证病人身心在最佳状态下接受准确、及时而连续的治疗和护理;促进各科室之间、医护之间工作的协调;加强医院感染的管理,实施环境卫生、营养卫生、心理卫生等管理工作,并促使护理人员在教学、科研及预防保健中发挥作用。护理管理是医院工作的重要环节,其管理水平将影响到医疗质量及医院的管理水平。

（二）护理管理是每个护理工作者应履行的职责

护理管理与护理技术二者相辅相成,缺一不可。管理渗透到护理工作的整个过程和所涉及的各方面,如对门诊、住院病人的管理,对治疗及休养环境的管理等。所以,从广义上讲,各级护理人员均具有管理的职责,在实际工作中,不仅要掌握护理操作技术,同时要掌握护理管理知识和相关技能,才能真正成为一名称职的护理工作者。

（三）加强护理管理是护理学科自身发展和管理科学化的必然要求

随着医学科学的发展和护理模式的转变,护理工作的范围不断扩大,新的护理理论不断发展,护理人员的知识结构正在发生变化,护理工作的科学技术性要求越来越高。例如,重症监护室(ICU)、冠心病重症监护室(CCU)等的监护技术及计算机在护理工作中的应用等,都对护理管理工作提出了更新、更高的要求,单纯靠经验式的管理方法已远远不能适应现代护理发展的要求,科学管理势在必行。护理管理科学化不仅有利于护理学科本身的发展,而且有利于促进医院的建设和推动医疗科学的发展。

 现学现用

　　小王是一名工作了5年的本科学历的护士,在最近进行的护士长竞聘中脱颖而出,被任命为另一科室的护士长。小王所在科室共有15名护士,其中7名护士毕业不到3年,年龄不到20岁,4名护士超过40岁;有4名大专生,3名护理本科在读,2名大专在读,其余均为中专毕业。

　　请问:

　　1. 面对该科室的局面,小王应如何开展工作?

　　2. 小王应如何发挥自身的优点,克服自己的不足,以便更顺利地开展工作?

练习与检测

单项选择题:

1. 管理的主要作用是(　　)。

A. 计划　　　　　　　　　　　　　　B. 保证计划目标的实现

C. 权力　　　　　　　　　　　　　　D. 指挥

2. 管理职能中最基本的职能是(　　)。

A. 组织　　　　　B. 领导　　　　　C. 控制　　　　　D. 计划

3. 体现科学管理的基本特征是(　　)。

A. 制度化、程序化、数量化、人性化　　B. 规范化、程序化、数量化、人性化

C. 制度化、程序化、数量化、规范化　　D. 制度化、程序化、规范化、人性化

4. 管理的职能包括(　　)。

A. 计划、组织、人事、指挥、控制　　　B. 计划、组织、人事、领导、控制

C. 计划、安排、人事、领导、控制　　　D. 策划、组织、人事、领导、控制

5. 近代护理管理是从(　　)开始的。

A. 上古时期　　　B. 中古时期　　　C. 近古时期　　　D. 南丁格尔时期

6. "以钢铁般的纪律管理企业,用慈母般的爱心关怀员工"体现的是科学管理的(　　)。

A. 制度化　　　　B. 程序化　　　　C. 数量化　　　　D. 人性化

7. 由若干相互联系、相互作用的要素组成的,在一定的环境中具有特定功能的有机整体指的是(　　)。

A. 系统　　　　　B. 组织　　　　　C. 总体　　　　　D. 团体

答案:

1. B　2. D　3. D　4. B　5. D　6. D　7. A

(李　宇)

第二章 管理的基本理论和原理

学习目标

了解：管理的概念。

熟悉：管理的性质、要素、特征、本质和目的。

掌握：管理的基本原理与原则。

运用：将管理理论合理应用于护理管理中。

理论是人们由实践概括出来的关于自然界和社会的知识的有系统的结论。原理是带有普遍性的、最基本的、可以作为其他规律的基础的规律，是具有普遍意义的道理。凡有人群的地方，就需要指挥，就有管理。管理活动是人类活动中最重要的一项，是一切有组织的活动中必不可少的组成部分。护理管理学是管理学的一个重要分支，是一门不断发展的新兴学科。它综合运用了自然科学、社会科学、信息科学和管理科学等有关理论和技术方法，在提高护理工作质量乃至整个医院工作的科学管理水平上起着越来越重要的作用。

案例引导

作为大医院急诊科的护士长，赵进受到科室绝大多数护理下属的普遍称赞。他是一个随和的人，总是尽个人最大努力在物质和工作上帮助他的护理人员，护理人员向他借钱、请他帮忙顶班也是常有的事。护士小刘在过去的几个月经历了许多个人问题。小刘的丈夫下岗了，她的儿子又在2个月前诊断患有白血病。她对自己的整个现状感到非常沮丧和无奈，科室护理人员绩效评价开始了。护士长决定将尽自己最大努力帮助小刘。由于医院的奖金与科室和个人的绩效考评结果紧密挂钩，她将小刘评价项目的所有指标都评为优秀，虽然小刘在许多方面都比不上某些护士。护士长向小刘解释自己给她那么高评价的原因，小刘满怀感激之情离开了护士长办公室，并向自己的亲戚朋友宣传自己多么有幸遇到这样好的护士长。

请问：

1. 从管理者角度看，医院的护士评价实践可能存在哪些方面的操作问题？

2. 护士长的绩效评价方法会给科室其他护理人员带来哪些消极影响？

第一节 管理的基本理论

一、管理的概念、性质和要素

(一) 管理的概念

研究管理的学派众多，由于从不同的角度研究管理，因而对管理的解释也各不相同，如有的学派认为"管理就是效率"，也有的认为"管理就是对人的管理""管理就是决策"等。这些研究和解释为正确认识管理的定义提供了一定的依据。

管理可解释为管辖和治理。管辖是指权限，治理就是权限范围内的职能作用。其定义可描述为：管理是人们为了达到某一共同目标，有意识、有组织、不断进行的协调活动。这个定义包括三层意思：①管理是一种有意识、有组织的群体活动，区别于盲目的、无计划的本能活动。②管理是一个动态的协调过程，它贯穿于整个活动的全过程。③管理是围绕某一共同目标进行的活动。这三层意思实际上揭示了管理的本质和特征。

随着社会生产力的不断发展，管理活动内容日益丰富，人们越来越认识到，在社会的各种组织中，管理活动都存在着一定的规律性。其基本规律包括管理的一般原理、理论、方法和技术，其构成一般管理学，适用于各行业、各种不同的组织。管理学是自然科学和社会科学相互交叉产生的一门边缘学科，是一门系统研究管理过程的普遍规律、基本原理和一般方法的科学。学习一般管理学是研究护理管理学的基础。

(二) 管理的性质

管理有二重性，即自然属性和社会属性。

1. 管理的自然属性 即管理与生产力及社会化大生产相联系的属性，它反映了社会协作劳动过程本身的要求，是一系列科学活动的总结。

2. 管理的社会属性 即管理与生产关系、社会制度相联系的属性。它反映了一定形态下统治阶级的要求，受生产关系和经济基础的影响和制约。

管理的二重性，体现了管理的必要性和目的性。所谓必要性就是指管理是生产过程固有的属性，是有效组织和共同劳动所必需的。所谓目的性就是管理直接或间接地同生产资料所有制相联系，反映生产资料占有者劳动的目的。

管理的二重性是马克思主义关于管理问题的基本观点。马克思指出："一切规模较大的直接社会劳动或共同劳动，都或多或少地需要指挥，以协调个人的活动，并执行生产总体的运动——不同于这一总体的独立器官的运动——所产生的各种一般职能""是直接生产过程具有社会结合过程的形态，而不是表现为独立生产者的独立劳动的地方，都必须生产监督劳动和指挥劳动，不过它具有二重属性"。

(三) 管理的要素

管理是一项社会活动，人们一般认为它有四个基本要素。

1. 管理主体 即管理者,包括管理者个体和由若干管理者个体组成的管理群体。它是管理的动力。

2. 管理客体 即管理对象。过去生产力水平低,限制了人们对管理对象的认识,人们认为管理对象仅包括人、财、物三个方面。随着生产力的发展,管理的范围越来越广,要求越来越高,过去在生产中表现得尚不明显或未被重视的因素,如时间和信息,在今天的管理中显得越来越重要了。人们把管理对象分为两大类:一类是人、财、物,称为社会管理活动的硬件;另一类是时间和信息,称为社会管理活动的软件。管理对象不断增加,说明人们对管理活动的认识在逐步加深,管理的内容越来越丰富。过去人们对管理对象的认识不仅视野狭小,而且孤立、机械,没有从总体上揭示它们彼此间的关系,事实上管理对象是一个相互联系的整体。

3. 管理目标 即管理所要达到的目的。凡是管理活动都必定有目标,尽管各种管理活动的主客体不同、内容不同、范围不同,但有目标是它们的共同特征。

4. 管理的职能和手段 前者指计划、组织、指挥、控制等职能,后者指行政、经济、法律等手段的运用。

以上四个基本要素缺一不可。总体来看,管理活动就是管理主体为达到一定的目的,运用一定的职能和手段对管理对象发生影响和作用的动态过程。

二、管理的特征、本质和目的

(一) 管理的特征

管理可推动科学技术进入某一社会系统,使该系统借助科学技术的力量,创造出更大的社会效益和经济效益。因此,管理的实质是社会经济与科学技术的中间环节,由此决定了管理的四个基本特征,即中介性、科学性、社会性和艺术性。

1. 中介性 管理是科学技术与社会经济之间的桥梁,科学技术本身不产生直接成果,通过管理它才能转化为生产力,从而推动经济的发展。美国阿波罗登月计划的总负责人韦伯博士在总结此计划时说:"我们没有使用一项别人没有的技术,我们的技术就是科学的组织管理。"这句话表明了管理在发挥科学技术的社会功能,提高社会效益和经济效益中所起的作用,这也正是管理中介性特征的具体体现。

2. 科学性 管理的科学性有两层含义:一是管理必须符合社会系统运行的客观规律,促进社会系统的发展;二是管理的理论、方法自成体系,形成一门学科。这两者都同科学密切相关。首先,要把科学技术转化为生产力,必须运用科学知识、科学方法和科学技术工具,必须遵循社会系统发展的固有规律。因此,管理应当具有科学精神、科学态度,即具备科学性的特点。其次,随着科学技术的发展,社会活动规模在逐渐扩大,从而带来了日益复杂的管理问题。人们运用科学思想、科学方法、科学知识、科学工具进行管理工作,这就促进了管理研究的逐步深入,使管理中的各种因素和现象得以探索和揭示,各种理论、方法应运而生。随着社会化大生产的发展,管理逐步形成了一门完整的科学。管理的科学性就是指用一套比较完整的理论体系和科学方法来分析问题和解决问题。

3. 社会性 管理的一端通向科学技术,另一端又同社会系统紧紧相连,因此具有社会属性。管理是人类的一项社会活动,人在管理过程中起着核心作用,也就是说人既是管理手段的运用者,又是管理对象的重要内容。人,不仅具有科学的理性思维,而且具有主观意识和情感,因此,管理活动必然受到人的社会因素、心理因素的影响,特别是受社会成员价值观、意识、观念的影响,也必然会受到社会制度、社会结构等因素的影响。这就是管理的社会性特征的由来。对管理的社会性,应注意两点:一是国情,包括一个国家的社会制度、经济状况、民族传统、生活习惯等;二是时代的因素,管理是随着时代的发展而发展的,在不同的历史时期和生产力发展的不同阶段,有不同的管理方法。管理的社会性,就是要根据不同的时代特征和具体国情采取不同的管理方法。

4. 艺术性　管理在很大程度上是对人的管理,人又是受思想、感情、心理支配的,因此,管理就必然带上浓厚的艺术色彩。

艺术萌芽于直觉、灵感,所以它大多都是以形象思维的形式来表示的。例如管理的艺术性表现在对管理的实践和应用上,就是指管理工作者在管理的实践中,有能力运用管理科学的理论和方法,恰如其分地处理好各种管理问题。管理的艺术性主要体现在待人的艺术、处事的艺术和掌握时间的艺术等方面。

管理的高水平表现为科学和艺术的互相补充,而不是互相排斥。科学和艺术的有机结合是有效管理的必要条件。

（二）管理的本质和目的

人类社会的生存和发展,要依靠人类的集体力量,而集体力量的发挥和发展,则有赖于人群的分工与合作。任何管理都是对某一具体系统的管理。系统论认为,大系统的功能大于各小系统功能的总和。同样,社会集体劳动的能力,必然超过个人劳动生产能力的总和,也就是说人们的集体劳动是在个人劳动生产能力总和基础上的放大,而放大的倍率则主要取决于管理功能的发挥。因此,管理虽然不能直接生产出知识或物质产品,但在生产过程中,对集体劳动生产能力的放大起到了关键性的作用。许多事例表明,在其他条件相同时,管理水平不同,生产能力和效果就大不相同。

为什么管理能对社会劳动生产力起放大作用呢？系统论认为系统是通过信息流通促使物质和能量流通的。在社会这个系统中,管理也是通过信息(各种指令、文件、通知、规定等)促使能量和物质(主要是人力、物力、材料、设备、能源)进行合理流通的。所谓合理流通是指流通的方向、速度、效率、准确性的最佳配合,而管理正是通过信息控制人、财、物的流通,以达到社会集体劳动生产能力的放大。由此可见,管理的本质是保证管理系统的功效。管理的目的便在于设法提高被管理系统功效的放大倍率。

第二节　管理的基本原理与原则

管理原则是通过实践总结出来的对管理工作的本职及其基本规律的科学分析和概括。管理原则是根据对管理原理的认识和理解而引申出的管理活动中所必须遵循的行为规范和准则,是观察问题、处理问题的准绳。

现代管理的基本原理包括系统原理、人本原理、动态原理和效益原理等,每项原理又包含若干原则。

一、系统原理及对应原则

(一) 系统原理的观点

系统是指由两个或两个以上相互联系、相互作用的要素组成的,在一定的环境中具有特定功能的有机整体。世界上一切事物、现象和过程几乎都是有机整体,且又都自成系统、互为系统。系统原理是最基本,也是最重要的管理原理。

系统论认为,整体性、相关性、层次性、动态平衡性、目的性、环境适应性等是所有系统共同的基本特征。

1. 整体性 整体性是系统最基本的特征,系统中的每一个要素都有自己独特的结构和功能,但这些要素集合起来构成系统后,它又具有各孤立要素所不具备的整体功能,而不是各部分的机械组合或简单相加。因此,系统的功效大于各要素的功效之和,产生"1+1>2"的效果,即"整体大于部分之和"。例如,医院作为一个整体系统,具有护理、医疗、后勤等组成部分,而医院系统的功效远不是护理、医疗等子系统的功效之和。

2. 相关性 组成系统的各要素之间相互作用、相互联系,各要素与整体之间相互联系和影响,分析系统必须分析系统内部存在的各种联系。例如,医院作为一个系统,其护理子系统与医院的医疗、检验、后勤等其他的子系统之间有着密切的关系,存在着相互制约又相互依存的关系。

3. 层次性 对某一系统来说,它既由一些子系统组合而成,同时又要作为一个子系统去参与更大的系统的组成。此外,系统内部各组成要素的排列组合,也是按照一定层次进行的。例如,护理系统包括护理服务子系统、支持子系统、扩展子系统,而护理系统又是医院系统的一部分。

4. 动态平衡性 系统是不断运动、发展、变化的,以维持动态平衡,并通过反馈来控制动态平衡。任何系统都需要一个相对稳定的状态来保证系统功能的正常发挥和运转,同时又需要根据内外环境的变化,进行必要的调整和变化。

5. 目的性 任何一个系统都有明确的总目标,子系统还有自己的分目标,同时为完成大系统的总目标而协调工作。系统活动最终趋向于有序和稳定。

6. 环境适应性 环境适应性强调系统与环境之间相互关系的协调发展。所有的开放系统,总是在一定的环境中存在和发展的,系统及其子系统与环境之间不断地进行物质、能量、信息的交换。当环境发生变化时,系统及其子系统的结构和功能也会随之改变,以便适应环境,继续存在和发展下去。例如,当今社会人口老龄化及疾病谱的变化,带来了许多相应的社区保健需求,于是出现了社区护理。

(二) 系统原理对应的原则

1. 整分合原则 在管理中把统一领导与分级管理有机地结合起来,在整体规划下明确分工,在分工基础上进行有效的综合,整分合原则要求管理者整体把握、科学分解和组织综合。例如护理质量的目标管理护理,护理质量是由不同层次的护理部门的工作质量体现的,各级护理部门必须明确各自的权利范围和责任,分工协作,最终护理质量的实现是通过各部门严密有效的合作完成的。

2. 反馈原则 控制系统把信息输送出去,又把其作用结果反馈于输入端,并对信息的再输出发生影响,起到影响系统性能、控制整个系统的作用,以达到预定的目的。只有通过有效的反馈信息,才能进行正确的管理控制。反馈原则要求管理者及时根据反馈结果调整管理策略与措施,使管理目标尽早实现,例如护理部下达任务后,同时要制订反馈方案,进行定期检查,以验证效果,发现问题,及时纠正和改进,才能保证任务的顺利完成。

(三)系统原理在护理管理中的应用

1. 具有全局观念　在错综复杂的护理工作中,不能孤立地看问题,必须掌握系统分析的方法,拥有全局观念。这是充分发挥护理管理系统整体功能、实现整体效应的前提条件,也是衡量护理管理者能否做好管理工作的基本标准之一。例如,确定护理的工作目标时,要正确处理组织内部与外部、局部与全局、眼前与长远利益的关系。

2. 关注护理系统结构的状况　系统的结构在护理管理系统的整体性能发挥中起着重要的作用,护理管理工作必须根据所面临的不同环境、任务、内部条件,适时、适当地进行结构调整。例如,为响应"优质护理服务示范工程"的开展,护理人员的排班要进行适当的调整。

3. 处理好管理宽度和管理层次之间的关系　必须有合理、适度的管理层次和宽度,才能有效管理。例如,我国国家卫生与计划生育委员会规定,县和县以上的300张床位以上的医院设护理部,实行护理部主任-科护士长-病房护士长三级管理。300张床位以下实行总护士长-护士长二级管理。

二、人本原理及对应原则

(一)人本原理的观点

人本原理就是以人为本的管理原理,在管理中把人看作最主要的管理对象和最重要的资源。一切管理活动以人为核心,以调动人的工作主动性、积极性、自主性和创造性为出发点,努力为被管理者的自我实现需求的满足创造各种机会,在实现组织目标的同时,最大限度实现组织成员的自我价值。

人本管理的思想包括:管理活动坚持以人为本,注重满足人的需要,强调尊重人,充分信任员工,依靠员工实现组织发展;分析和理解人的行为基础,做好人与工作岗位的最佳匹配;组织为人的需要而存在,组织要为满足人的发展需要,提供条件与机会,达到人和组织的共同发展。

人本管理战略主要表现为全面开发人力资源的战略,即选人、用人、育人、评人、留人。主要任务包括:组织成员的识别,即人才的吸引和补充;人员的合理安排和有效使用;人员培训和职业生涯规划;优秀人才的保留和专门人才的储备。

(二)人本原理对应的管理原则

1. 能级原则　能级原则的核心是人员的优势和特点与岗位要求的有机结合与匹配,做到能级对应。管理者在组织系统中建立一定的管理层次,设置各管理层次的职责和要求,然后按照组织成员的自身特点、能力和素质情况安排岗位,即把人的能量发挥在与管理活动相适应的岗位,做到人尽其才。例如,医院护理系统中从上至下有护理部主任、护理部副主任、科护士长、护士长、副护士长以及护士等不同的能级,不同的能级主体授予不同的权力,有着不同的职责。

2. 动力原则　人的行为是需要动力的,管理者从事管理活动时,必须正确认识和掌握组织成员的行为动机,运用有效的管理动力机制,激发组织成员的行为,使其向着组织整体目标努力。组织中人的行为动力主要有三种类型:物质动力、精神动力和信息动力。物质动力包括物质利益(物质待遇、奖惩)和经济效益,是人生存发展的基础,是组织行为的首要动力。精神动力主要指理想、抱负、事业心、精神奖励、晋升、职称、学位等,是实现人自身价值的源泉,能够激发人持久的耐力,在一定条件下,精神动力可以发挥极大的作用,成为决定性的动力。信息动力包括消息、情报、指令等,信息动力要求管理者有效地传播信息,从而增强护理人员的竞争意识,增强决策的能力,提高管理效能。从管理角度看,信息作为一种动力,有超越物质和精神的相对独立性,是体现组织在当今快速发展的时代最高竞争力的关键。

(三) 人本原理在护理管理中的应用

1. 加强护理文化建设　通过组织文化的综合功能,提高护理人员对组织、专业等的认同程度,在遵循人本原理的基础上,充分发挥护理人员在护理工作中的主观能动性,提高部门工作效率。同时,让护理人员在良好的护理文化氛围中感受更多的人文关怀,激发其工作积极性。

2. 能级原则的应用　准确、全面掌握下属的能力结构和特长;对各种工作岗位进行科学的职位分析;员工能力与岗位相匹配及能力与岗位的动态变化调整,不同的岗位层要承担不同的责任并赋予相应的权力和利益。

3. 动力原则的应用　分析不同护理人员的行为基础和工作动机,了解下属的个人和职业发展需求,掌握三种不同的行为动力对护理人员产生的不同作用,建立有效的护理人员激励机制。在日常管理工作中有针对性地采用不同类型的动力,有效调动人员的工作积极性,使护理人员的行为方向与组织目标保持一致,达到人力资源利用的最大化。

三、动态原理及对应原则

(一) 动态原理的观点

组织和管理处于动态变化的社会大系统中,因此管理主体、管理对象、管理手段和方法、组织的目标以及管理的目标也是处于动态变化之中。为了维持组织的稳定和发展,组织管理应该做到:随机制宜、原则性与灵活性相结合、有预见和留有余地。动态原理要求管理者不断更新观念,避免僵化的、一成不变的思想和方法,不能主观臆断。

(二) 动态原理对应的管理原则

1. 弹性原则　管理弹性指组织系统能够对外界变化做出能动反应,并最终有效实现组织目标。这就要求管理者在进行决策和处理管理问题时要尽可能考虑多种因素,留有余地,以应对随时可能出现的变化或突发事件,并做到及时地调节和控制,避免出现被动管理的局面。同时,在组织机构的设计上,管理层次和管理部门的划分也应富有弹性,使组织机构能适应环境的变化。

2. 随机制宜原则　任何管理思想、管理理论和方法只适用于特定的管理活动,不可能是解决一切问题的灵丹妙药。这就要求管理者应从具体实际情况出发,随机应变,根据组织的内外部条件的变化情况做相应的调整,即管理无定式,因时、因地、因人、因事不同而采取最适宜、最有效的处理方法。

(三) 动态原理在护理管理中的应用

1. 护理管理工作的特性　护理管理工作具有复杂性、不确定性、突发性、风险性的特点。护理管理中要有预见性,避免由于其他因素变化给管理带来的被动局面。

2. 主要措施　具备动态管理观念,用动态原理指导实践,增强组织部门的适应能力。管理者在制订工作计划、配置人力资源、执行改革创新、做出管理决策时都应遵循弹性原则和随机制宜原则,保持组织的稳定和发展活力。例如,护士所服务的病人以及病人的病情都不相同,是动态的、发展的,管理者应当根据实际动态情况对护理人员数量和分工及时做出相应调整。否则,队伍中就会出现"不拉马的士兵"。如果队伍中有人滥竽充数,很可能会导致其他人员的心理不平衡,最终导致护理质量整体下降。新的护理管理模式的发展及新的政策制度、管理方法的出现,以及护理服务对象和范围的改变,对护理工作不断提出新的要求。护理管理者必须把握上述变化,收集信息,及时反馈,对管理目标及管理方式进行调整,因地制宜,保持充分弹性,有效地进行动态管理,以适应环境变化对护理的要求。

四、效益原理及对应原则

(一) 效益原理的观点

管理的根本目的在于创造出更好的效益。效益原理指在管理中要讲求社会效益和经济效益,在实现组织目标的同时,争取资源成本(资金、人员、仪器设备等)最小化,或者以最小的消耗和代价,获取最佳的社会效益和经济效益。护理管理中各项任务的完成都要以更有效地提供高质量的服务为最终目的,即以社会效益为最高准则,同时也要讲求经济效益。效益原理要求管理者不能做一个只讲动机不讲效果的"原则领导者"或忙忙碌碌的"事务工作者"。

(二) 效益管理对应的管理原则

价值原则与效益原理相对应,指在管理过程中要以效益为中心,科学地、有效地、合理地使用财力资源、物力资源、人力资源、时间资源和信息资源,以创造最大的经济价值和社会价值,即以最少的耗费达到最高的效用。追求的方式不同,所创造的价值也不同,一般有下列几种情况:①耗费不变而效益增加;②耗费减少而效益不变;③效益的增加大于耗费的增加;④耗费大大减少而效益大大增加。

(三) 效益原理在护理管理中的应用

1. 区别效益和效率的概念 效益=正确的目标×效率,提高护理管理效益不仅要有高的工作效率,而且必须有正确的工作目标,效益体现了效果与效率的统一。例如,某医院管理理念是"向服务要市场,向人才要动力,向管理要效益",这充分体现了现代管理的基本原理和原则。

2. 加强护理活动的科学管理 管理者要根据具体的内外部环境变化情况,把护理工作中的各种要素、关系以最佳的方式组合起来,使其协调有序地朝着预期目标发展。

3. 遵循效益管理原则 从管理者、管理对象、环境三个主要方面分析影响组织效益的因素,采取相应措施提高组织效益。如人员培训和整体素质提高、岗位职责的落实、规章制度的有效执行、工作行为的规范、资源节约等。

第三节 管理理论在护理管理中的应用

管理理论的形成与发展经历了一个漫长的历史过程,起始于 19 世纪末,发展到现在,大体经历了早期管理实践—管理思想—管理理论的发展过程。不同阶段的管理思想或管理理论,对护理管理的实践均有深刻的影响,发挥了重要的作用。作为护理管理者,为了实现管理的科学化,应当熟悉管理理论的发展过程、主要内容及其在护理管理实践中的应用。

一、古典管理理论在护理管理中的应用

护理管理中的任何方法都要讲究科学,不要凭经验管理。医院护理人力资源部门要科学地挑选护士,然后进行训练、教育,发展其技能。护理教育者或专家要把护士多年积累的经验知识和传统的技巧归纳整理并结合起来,然后进行分析比较,从中找出具有共性和规律性的东西,并将其标准化,达到提高护士工作效率的目的。如护士长定期组织护士进行护理技术操作训练,开展业务学习,通过强化护理技术操作规范,使护士的业务技术逐步走上正规化、规范化、标准化。这不仅可以减少护士体力消耗,还能赢得抢救病人的时间,使效益在最短的时间内最大化。

(一) 科学管理理论在护理管理中的实践应用

泰罗(Taylor F. W. 1856—1915),美国人,创造性地提出了一整套"科学管理"理论,将管理工作从一般事务性工作中解脱出来,成为一门独立学科。因此他也被称为"科学管理之父"。

1. 护理工作的标准化 医院实行标准化管理是实施科学管理的基础,是医院现代化管理的重要标志,如护理规章制度中的病房管理制度、分级护理制度、探视陪伴制度等,护理人员业务培训制度中的护士交接班制度、护理文书管理制度、查对制度等。

2. 护理人员的甄选、培训、再教育 护理工作的特殊性对护士提出了较高的要求。为了使其尽快适应医院的管理要求,适应新的角色转变,更快、更好地投入临床工作,各个医院在选择护士时都要进行理论考试与面试,入职前还要进行岗前培训,并在整个职业生涯中不断地对其进行业务等方面的培训,主要目的是使护士适应护理岗位。对一些不能胜任临床一线的护士,将其调至另一合适的岗位,这些都体现了科学管理理论在护理管理中的运用。

3. 护理管理人员的分工与职责 医院护理管理中各层护理岗位都有健全的职责。护理管理人员有岗位职责,不同职称的护理人员也有岗位职责,如护士长的工作职责、护士的岗位职责等,这些都是泰罗的职能化管理的体现。

4. 护理人员对护理业务工作的研究与探讨 某些医院通过测定主要护理工作的标准操作时间,结合医院信息系统(hospital information system, HIS),系统地对护理工作量进行实时统计,达到护理人员的动态调配,优化护理人力资源的管理。

5. 护理人员的奖励制度与绩效考核方法的实施 医院为使"优质护理服务示范工程"取得实效,对护理人员实施绩效考核机制,充分调动护理人员的工作积极性,较好地体现按劳分配、多劳多得的分配原则,稳定护理队伍。

(二) 一般管理理论在护理管理中的实践应用

1. 设置正式的护理管理组织 组织的每个管理层都有其不同的职责与权力。如在护理部主任-科护士长-护士长的组织结构中,每一层次都有相应的职责与权力。

2. 强调护理管理者必须履行管理的职能 即计划、组织、指挥、协调与控制。如护理部主任根据医院工作计划,结合临床医疗和护理工作实际,定期拟订医院护理工作计划,组织实施,并经常督促检查工作制度、护理技术操作常规及护理人员工作职责的贯彻执行,提高基础护理的质量。

3. 建立奖罚制度 为了体现护士个人工作业绩与报酬的公平合理,在调动护士的工作积

极性、提高护理工作质量方面,一些医院实行了一系列奖惩制度。如有些医院对神经科压疮的发生情况实施奖罚制度:病人住院期间未发生压疮,给予科室奖励,奖励金额为 50～100元/例,同时在全院护士大会上予以表扬;病人住院期间发生压疮,予以扣罚,扣罚金额为 100元/例,同时在全院护士大会上予以批评。

4. 倡导护理团队精神　团队精神是一种合作精神,要使团队精神在护理管理中充分发挥作用,护理管理者起到很重要的倡导和引导作用。俗话说:人心齐,泰山移。例如,护理部主任在管理中应倡导以人为本,积极培养团队精神,使广大护理人员在思想上团结一致,学习上刻苦钻研,工作中爱岗敬业、协作互助、开拓进取,使广大护理人员紧密联系在一起。

5. 保证酬劳的公平合理　为了充分调动护理人员的工作积极性,体现护理人员酬劳的公平合理,绝大部分医院对护理人员实行了绩效工资分配制度,体现多劳多得、优劳多得、按劳取酬、公平合理的分配原则。

(三) 行政组织理论在护理管理工作中的实践应用

根据此理论将护理管理分为:护理行政管理组织体系(院长领导下的科护士长负责制,护理管理实行三级管理体系,即护理部主任-科护士长-护士长)和护理业务管理体系(护理管理委员会领导下的护理制度和操作规程委员会,护理质量保证委员会,护理教育委员会、感染控制委员会等)。严明的纪律,是维持一切正常工作的前提。管理者应以公平、公正,管理严、待人宽为原则,一视同仁。护士长及时督促检查临床护理工作及各项规章制度的落实情况,利用晨会交接班、床头交接班等时机对危急情况及早采取干预措施。

二、行为科学管理理论在护理管理中的实践应用

(一) 人际关系学说

护理管理者在护理管理中,全面贯彻以人为本的护理和管理理念,针对护理人员的各种需要,实行人性化管理,减轻其工作压力,保持身心健康,充分调动护士群体的工作积极性,使其全身心地投入到护理工作中,不断提高护理工作的质量和效率。

(二) 建立双向沟通学说

护理管理者在处理护理工作中的人际关系时,在护理系统内应建立上下级间有效的沟通渠道。上下级之间的沟通在护理系统内通常表现为自上而下的单向沟通,而自下而上的交流往往比较缺乏,这对护理决策的制定和执行都非常不利。一个护理系统如果没有良性的上下级沟通机制,往往会出现决策与执行脱节的局面,使得有些决策听上去令人振奋,做起来却困难重重,决策执行效果大打折扣,甚至执行会中途搁浅。因此护理系统内部上下级之间的双向沟通是一个决策者、管理者应该高度重视的问题,必须切实予以加强。

(三) 动机激励理论

激励的目的就是调动人的积极性。激励对于人的行为起着至关重要的作用,是产生良好内心状态(如希望、愿望等)的一种动力。护理工作中的激励理论就是运用这种内心状态及护士的心理需求,激发护士工作动机的一条现代化管理原则。对于工作完成良好者,及时予以表扬,并给予一定的物质奖励,如每月由病人评选服务明星、技术能手等。

(四) 开展模拟工作环境的岗前培训

为了帮助护士更好地适应工作环境,很好地胜任临床工作,成为综合能力强、综合素质高

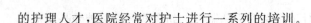

的护理人才,医院经常对护士进行一系列的培训。

三、现代管理理论在护理管理中的应用

权变领导理论认为领导是一个动态的过程,没有任何一种领导方式能够适应所有的护理工作环境。因此领导方式是否有效取决于领导行为和情境的匹配程度。在不同的环境中,应采取不同的领导方式。如护士长应根据护士的不同性格特点采取不同的领导方式,或根据不同的年龄、不同的文化背景及医院不同的时间段采取不同的领导方式。有的护士长建立护士个人档案,全面了解情况,把护士的个人资料、考核情况、每次理论及技术操作考试成绩等都记录于档案中,并作为评优的依据。有些医院对病人的服务理念也要发生改变,如从"微笑服务"转变到"个性化服务",将每个病人视为独立的个体,针对其护理问题进行全方位身心的护理,实行"因人施护""因病施护"。

医院是一个完整的系统,它由若干子系统组成,护理工作是这个完整系统中的一个子系统。有的医院应用系统论,使病房管理工作达到制度化、程序化、常规化、规范化的要求,为病人创造了清洁、整齐、安静、舒适、安全的治疗休养环境。护理信息系统(nursing information system,NIS)能对护理管理和业务技术信息进行收集、存储和处理等,是医院信息管理系统的一个子系统,在护理质量管理、护理人力资源管理、临床护理教育、护理综合信息管理等方面起着关键与重要的作用。此系统的建立,对于提高护理质量,促进护理管理的科学化、规范化有着重大意义,可以使医院整合医疗护理资源,达到整体护理的目的。移动护理信息系统在临床护理工作中也得以应用,并越来越被管理者所接受,其便于携带、操作性和实用性强等特点,保证了护理安全,规范了护理行为,增强了护理人员的法制意识。

随着当前医院管理工作内涵日趋丰富,各级管理者对决策支持的需求程度也越来越高。有的医院护理管理者,建立了系统的信息服务体系,形成了数据转化为信息、信息转化为知识的决策支持信息服务模式,探索出借助信息化手段使护理管理实现由经验型管理向科学型管理转变的方法及思路。

 现学现用

某医院护士王芳与孙欢同在一个护理组。李护士长在科室资金分配过程中认为,王芳与孙欢承担着基本相同的护理工作任务,给科室创造的效益是基本相同的,两个人的学历和资历也是一样的,因此,她们所获得的奖金应该是完全相同的。王芳擅长唱歌跳舞,最近经常参加医院各种文艺活动。王芳认为,虽然自己没有为科室直接创造经济效益,但自己为医院的文艺活动牺牲了较多的休息时间,付出了很多的精力,获得和孙欢一样的奖金是很不公平的,应该比孙欢的奖金多才能体现价值。

请问:

1. 你认为李护士长的做法是否公平公正?（请运用现代管理原理进行分析）

2. 如果你是护士长,遇到王芳这样的问题,你会怎么想? 怎么做?

练习与检测

单项选择题:

1. 在管理中把统一领导与分级管理有机地结合起来,体现了管理的(　　)。
A. 整分合原则　　B. 弹性原则　　　C. 反馈原则　　　D. 能级原则

2. 管理的二重性指的是(　　)。
A. 科学性和艺术性　　　　　　　B. 自然属性和社会属性
C. 社会属性和生产属性　　　　　D. 社会属性和经营属性

3. 管理应具有伸缩性,体现了管理的(　　)。
A. 整分合原则　　B. 弹性原则　　　C. 反馈原则　　　D. 能级原则

4. 人是具有多种需要的复杂的"社会人",是生产力发展最活跃的因素。请问这是什么的思想基础?(　　)
A. 人本原理　　　B. 行为激励　　　C. 参与管理　　　D. 系统原理

5. "科学管理之父"是(　　)。
A. 马斯洛　　　　B. 泰罗　　　　　C. 麦格雷戈　　　D. 赫茨伯格

6. 下列不是管理特点的是(　　)。
A. 社会性　　　　B. 中介性　　　　C. 科学性　　　　D. 强制性

7. 人才管理是管理人,比任何管理都要讲究(　　)。
A. 科学性　　　　B. 实践性　　　　C. 艺术性　　　　D. 创造性

8. 下列哪项可加大管理宽度?(　　)
A. 管理者能力强　　B. 工作地点分散　　C. 管理工作复杂　　D. 组织凝聚力低

9. 现代管理理论的基本原理不包括(　　)。
A. 系统原理　　　B. 人本原理　　　C. 动态原理　　　D. 能级原理

10. 护理部根据护理专业的发展变化及时调整工作模式,遵循的管理原则是(　　)。
A. 整分合原则　　B. 动力原则　　　C. 弹性原则　　　D. 价值原则

11. 现代管理整分合原则不包括(　　)。
A. 整体规划　　　B. 明确分工　　　C. 有效综合　　　D. 动力原则

12. 下列哪项反映了现代管理的系统原理?(　　)
A. 管理活动中以做好人的工作为根本　　B. 管理活动中重视处理人际关系
C. 管理活动要把握全局、总体规划　　　D. 管理活动要注意讲求实效

13. 科学管理理论在护理管理中的实践应用不包括(　　)。
A. 护理工作的标准化,医院实行标准化管理
B. 护理管理人员的分工与职责
C. 护理人员对护理业务工作的研究与探讨
D. 强调管理者的职能

14. 管理者处理同样的问题时根据实际情况采取不同方法,体现了管理的(　　)。
A. 客观性　　　　B. 艺术性　　　　C. 科学性　　　　D. 社会性

15. 管理与社会化大生产相联系并指挥劳动的属性,反映了管理的(　　)。
A. 自然属性　　　B. 艺术属性　　　C. 组织属性　　　D. 社会属性

16. 与动态原理相对应的原则是(   )。

A. 参与管理原则　　　B. 弹性原则　　　　C. 整分合原则　　　D. 能级原则

17. 管理活动的主体是(   )。

A. 管理者　　　　　　B. 主导　　　　　　C. 权利　　　　　　D. 指挥

18. 护理部根据护理专业发展变化及时调整工作模式,遵循的管理原理是(   )。

A. 系统原理　　　　　B. 人本原理　　　　C. 动态原理　　　　D. 效益原理

19. 在管理对象中,组织最重要的管理资源是(   )。

A. 人力　　　　　　　B. 财　　　　　　　C. 物　　　　　　　D. 信息

(20、21题共用题干)

医院是一个具有特定功能的系统,它由医疗系统、护理系统、后勤支持等子系统构成,同时又是医疗卫生系统的子系统。请问:

20. 医院机构要分成有上、下等级关系的部门层级,反映了系统特性的(   )。

A. 整体性　　　　　　B. 相关性　　　　　C. 层次性　　　　　D. 目的性

21. 机构整体功效大于各组成部分功效的叠加,反映了系统特性的(   )。

A. 整体性　　　　　　B. 相关性　　　　　C. 层次性　　　　　D. 目的性

答案:

1. A　2. B　3. B　4. A　5. B　6. D　7. C　8. A　9. D　10. C　11. D　12. C　13. D
14. B　15. A　16. B　17. A　18. C　19. A　20. C　21. A

(刘　瑶)

第三章 护理管理的计划职能

学习目标

了解：结合临床护理实际，根据计划制订的基本步骤，制订合理的计划。

熟悉：计划在护理管理中的意义。

掌握：计划的基本概念和特征、种类和形式，计划的步骤，目标管理的概念、过程及特点，时间管理的概念、程序及有效的时间管理方法。

计划是管理职能中最基本的职能。管理的过程从计划开始，与组织几乎所有的管理活动有关，任何组织都不能没有计划。俗话说，一年之计在于春，一日之计在于晨。做任何事情之前，都要有计划，提高护理管理水平也必须从管理的计划职能开始。计划是面向未来的，是对未来的筹划和安排。它是针对需要解决的问题和需要完成的任务而进行的活动，涉及管理活动创造和革新的内涵，因此它是一个创造性的管理活动。

案例引导

　　某医院要求提高护理人员素质以提高护理质量。护理部立即召开工作会议传达医院工作部署，进行了以下一系列计划步骤。①分析形势，发现问题。②确定目标是什么。③评估资源，包括临床工作量、护士数量、科主任的态度。④就护士学习的方式、时间、内容等拟定备选方案。⑤对几种方案的利弊及可行性进行充分讨论和比较。⑥根据评价，选择适合的方案。⑦制订辅助计划，包括师资、教材、活动、训练内容计划。⑧编制预算，如教室、教材和教具费用等。

　　请问：

　　1. 你认为上述计划是否可行？为什么？

　　2. 评价护士培训计划的效果，并阐述理由。

第一节 概　述

一、计划的基本概念

计划工作是管理工作中最基本和最关键的环节,是任何一个组织成功的核心。有效的管理必须重视计划。管理者的首要职责就是做计划,只有科学地制订计划,才可能协调与平衡多方面的活动,达到预期的目标,否则不但实现不了目标,还会影响组织发展。

计划是管理者为了实现个人或组织目标而对未来的行动进行设计的活动过程。计划有广义和狭义之分。广义的计划是指制订、实施和检查评估三个阶段的工作过程,如某医院来了一批刚刚毕业的护士,医院要做岗前培训的计划:首先护理部制订培训计划,科护士长和护士长要逐级实施这个计划,最后对每个培训护士进行考核评估。狭义的计划则单指制订计划的活动过程,要根据实际情况,通过科学预测,衡量客观的需要,提出在未来一定时间内要达到的目标,以及实现目标的途径。

计划需要回答下面几个问题。

(一) what(what to do)

要做些什么? 即确定目标,计划者应明确计划工作的具体任务和要求,明确每个时期的中心任务和工作重点,如护理工作计划,就要明确近阶段需要落实的工作任务、人员安排、所需物资、费用等,高质高效地做好护理工作。

(二) why(why to do)

为什么要这样做? 即明确计划的原因和目的,计划者应明确计划工作的宗旨、目标和战略,并接受和支持这项计划,把“要我做”变成“我要做”。

(三) who(who to do)

谁应该为这项活动负责? 即确定人员,要确定计划工作的每个阶段、每个环节分别由哪个主管部门和哪些人员负责实施和监督。

(四) when(when to do)

何时做? 即规定时间,这是要规定计划中各项工作开始和结束的时间,以便进行有效的控制和对能力及资源进行平衡。

(五) where(where to do)

何地做? 即规定地点,这是要规定计划的实施地点或场所,了解计划实施的环境条件和限制,以便合理安排计划实施的空间组织和布局。

(六) how(how to do)

如何实施计划? 即明确手段,这需要制订实施计划的措施及相应的政策和规则。

计划应尽可能稳定,以便计划者有效开展工作。但是计划赶不上变化,与计划目标有关的一些因素可能会发生改变,而使计划失去效用。因此要不失时机地对计划进行修订,使计划保持有效。

二、计划的特征

(一) 目的性

各种计划都应该有助于完成组织目标,即计划工作旨在有效地达到某种目标,如某医院的管理者制订全院护理工作年度计划,要求提高全院护理工作的水平,要时刻做到以病人为中心,并由护理部主任带领全院的护士朝着这个目标而努力。

(二) 纲领性

计划可以影响并贯穿于组织、人事、领导、控制等管理活动,如某医院制订了五年计划,各阶层管理者的一切工作就都要围绕这个五年计划来开展,如果偏离了计划的目标和要求,就会造成事倍功半的后果。

(三) 普遍性

计划的普遍性有两层含义:一是指医院各部门、各科室、各岗位为有效实现管理目标都必须制订相应的计划,上至国家、下至一个组织甚至个人无不如此;二是指所有管理者,从组织的最高管理人员到基层管理人员都必须从事计划工作。计划是任何管理人员的一个基本职能,也许他们各自计划工作的范围不同、特点不同,但凡是管理者都要做计划工作,都必须在上级规定的政策许可范围内做好自己的计划工作。

(四) 效率性

计划工作的效率体现了组织的管理效率,通过计划工作的步骤可以明确组织目标,选择最佳方案以求合理利用资源和提高效率,如只有护士长做到有效合理地排班,才可以提高护理工作的效率,才能做到用最少的资源做最多、最好的事。

(五) 前瞻性

这是计划最明显的特点之一,计划工作总是针对需要解决的新问题和可能发生的新变化、新机会做出决定,在行动之前就要对行动的任务、目标、方法、措施做出预见性确认,但这种预见不是盲目的、空想的,而是以上级部门的规定和指示为指导,以组织的实际条件为基础,以过去的成绩和问题为依据,对今后的发展趋势做出科学预测之后做出的。预见是否准确决定了计划制订的成败。

三、计划的种类和形式

(一) 计划的种类

1. 按计划作用的时间分类

(1) 长期计划(长远规划)　一般指 5 年以上甚至更长时间的计划。长期计划由高层管理者制订,具有战略性特点。它主要是方向性和长远性的计划,回答的是组织的长远目标、发展方向以及政策方针方面的问题,通常以工作纲领的形式出现,如国家的 5 年计划等。

(2) 中期计划　一般指 1~5 年的计划,是由中层管理者制订,具有战役性特点,要求根据组织的总体目标,抓住主要矛盾和关键问题以保证总体目标的实现。中期计划的制订要注意与长期计划、短期计划衔接,如护理科研项目、改革项目、护理人员的培训教育等周期相对较

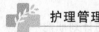
长、规模较大的计划。

（3）短期计划　一般指1年或1年以下的计划，是最接近于实施的行动计划，由基层管理者制订，具有战术性特点，主要是对未来短时间内的工作安排及短期内要完成工作的具体部署，如护理部对新护士的短期培训计划、病房护理工作的年度计划等。

2. 按计划的对象分类

（1）综合计划　一般指具有多个目标和多方面内容的计划。综合计划是一种总体性计划，是在一定时间内对组织活动所做的整体安排，一般会涉及组织内部的许多部门和许多方面的活动，如整个医院的年度发展计划等。

（2）专业计划　专业计划是限于指定范围的计划，涉及组织内部某个方面或某些方面活动的计划，是综合计划的一个子计划，如医院的财务计划、各病房的年度护理计划等。

（3）项目计划　项目计划通常是组织针对某个特定项目所制订的计划，也可以是某一临时任务的具体化，如某种新产品的开发计划、某项具体组织活动的计划、某医院护理人才的引进计划等。

3. 按计划的规模分类

（1）战略性计划　一般是长期计划，是组织较长时期内的宏伟蓝图，包括目标和达到目标的方法、资源分配等。一旦确定目标和计划，就不易更改，如医院"十一五"发展计划、医院护理人才队伍建设规划等。

（2）战术性计划　针对组织内部具体工作问题，在较小范围内和较短时间内实施的计划。战术性计划是某些战略性计划的一部分，将战略性计划分解并具体化，然后分部分、分阶段进行。它的主要任务就是分解目标，做出预算，制订阶段性行动方案并合理配置有限资源，具有灵活性的特点，如护理仪器设备的维护计划、护士长排班计划、病人入院计划、病房护理人员专业发展计划等。

4. 按计划的约束程度分类

（1）指令性计划　由主管部门制订，以指令的形式下达给执行组织和人员，规定计划的方法和步骤。它具有强制性的特征，要求按照计划严格执行，如国家的各项政策和法规、医院的规章制度等。

（2）指导性计划　由上层管理层下达各执行组织和人员，要以教育和指导的方式来引导其执行的计划。指导性计划一般指规定完成任务的方向、目标和指标，但对完成任务的方法不做强制性的规定，如医院要求护理部培训好各科室的护士，各科室的培训方法和形式可以结合各科室的特点，护理部不过多干涉。

5. 按计划的灵活性分类

（1）方向性计划　指一种具有灵活性的计划，它设立了一般的指导原则，如医院提出增加门诊量及经济效益的计划，但不干预和限定具体做法。

（2）具体计划　指定义清晰和没有任何解释余地的计划，它具体陈述了目标，不存在模糊性，不存在理解上的歧义，如医院门诊部为增长10％的门诊量和经济效益而制订的相应计划。

6. 按计划的使用期限分类

（1）一次性计划　指为满足特定情况需要而设计的一次性的计划，如医院护理部为开展肝移植业务而组织的专业培训计划。

（2）持续性计划　指对重复进行活动的持续指导，包括政策、规则和程序，如医院制订有关开展禁烟活动的规定与要求。

(二) 计划的形式

计划的表现形式细分为宗旨、目的、目标、策略、政策、规程、规则、方案、预算9种,并形成一种层次体系。

1. 宗旨 宗旨是组织或系统对其信仰和价值观的表达,回答一个组织是干什么的、应该干什么。如医院的宗旨是治病救人、救死扶伤。

2. 目的 目的指组织机构的作用,一个组织应该具有1个以上的目的,如世界卫生组织护理专家委员会规定护理的目的是"增进健康、预防疾病、恢复健康、减轻痛苦",因此各个医院及护理组织制订计划都应该遵循这个基本目的。

3. 目标 目标是指组织活动所要达到的最终结果,这种结果可测,如某二级甲等医院被某三级甲等医院合并,护理部的工作目标是两年内使二级甲等医院的临床护理质量和水平达到三级甲等医院的要求。治病救人、救死扶伤是医院的宗旨,但医院在完成自己宗旨时会进一步将不同时期的目标和各科室的目标具体化,比如最近3年成功治愈疑难杂症的数量、全院护士护理技术操作考试合格率达到95%等。

4. 策略 策略是为了达到组织总目标而采取的行动和利用人力、物力、财力、时间、信息等制订的总计划,其目的是通过一系列的主要目标和政策去决定和传达一个组织期望自己成为什么样的组织。策略为计划提供了基本原则,为解决组织问题而采取的行动指明了方向,如某医院为发展优势学科的建设,制订了重点科室优先发展策略,将工作部署和资源分配的重点放在重点科室的建设上,如心内科、神经内科等,以取得良好的经济效益和社会效益。

5. 政策 政策是组织为达到目标而制订的一种限定活动范围的计划,具体地说它规定了组织成员行动的方向和界限。政策一般比较稳定,由组织最高管理层确定,赋予目标实际意义,因此相对于目标更具体、操作性更强,如护士的奖罚政策、医院职工工资浮动政策等。

6. 规程 指实施计划的顺序,是指导行动、执行任务的具体实施方法,具有严格的指定性,如各项护理技术操作流程、每个护理岗位工作流程等。

7. 规则 规则没有酌情处理的余地,它详细、明确地阐明必须做什么和不准做什么,其本质是一种管理决策。规则通常是最简单形式的计划,也指制订规章和执行规章,它的优势在于约束执行者的行为以避免错误,因此可以作为组织成员完成组织目标的行为规范,如护士为病人实施护理的技术操作常规等。

8. 方案 方案包括目标、政策、规程、规则及使用的资源、任务分配、要采取的措施等要素。一个主要的方案很少是单独的,可能需要许多辅助性方案的支持,如医院护理部计划推行二线护士值班方案,同时还需要制订二线护士的选拔、培训方案等。

9. 预算 预算是一份用数字表示预期结果的报表,预算是实施计划的支持和保障。它可以使计划更加精准和科学,管理者通过预算可控制业务指导工作,明确本部门与整个组织目标之间的关系,如医院引进新技术、新仪器等的预算。

四、计划的原则

(一) 系统性原则

系统性原则是指计划工作要从对象系统的整体出发,全面考虑系统中各构成部分的关系以及它们与环境的关系,并依据这些关系的特点,把握住它们的必然联系,进行统一筹划,做到个体服从大局,部分服从整体。

(二) 重点性原则

重点性原则是指在制订计划时,需全面考虑到所有相关因素,认清它们的地位和作用,同时分清主次轻重,抓住关键因素,着力解决影响全局的问题。

(三) 灵活性原则

灵活性原则是指计划工作应坚持动态的、发展变化的观点,在时间、人、财、物等预算中应留有一定空间,以适应各种不确定因素的变化。

(四) 效益型原则

效益型原则是指在制订计划的过程中不能只考虑一种途径,而应尽可能多地设计出多种可供选择的计划,并从中选一种具有先进性、科学性、实用性的计划作为执行计划。

(五) 群众性原则

群众性原则是指计划工作必须依靠群众、发动群众,吸收群众智慧,为群众所理解和执行。

五、计划的步骤

任何计划工作都要遵循一定的步骤,计划是一种连续不断的活动,虽然小的计划步骤比较简单,大的计划步骤要复杂些,但是管理者在制订计划时,其工作步骤都是相似的。计划依次包括以下8个步骤。

(一) 分析形势

分析并评估系统或组织的现实情况是计划工作的第一步,包括对内外环境做出评估,如社会、服务对象的需求,社会竞争状况以及组织目前的状况等。分析形势的目的是为了制订符合组织的目标,以及为实现目标所要采取的活动。组织能否确定切实可行的目标取决于是否能对形势做出正确分析。

(二) 确定目标

确定目标是制订计划的第二步,在分析形势的基础上制订组织或个人目标。目标是指组织预期在一定时间内所要达到的效果,是未来的行动方向和动力源泉。组织的总目标确定后,各部门需要按照组织的总目标来制订各部门的分目标,如此层层控制,可有效地把握全体员工努力的方向。明确的目标应包括时间、空间、数量三方面的内容:①目标的先后次序;②达到目标的时间安排;③目标的结构。

(三) 评估组织现有的条件和潜力

管理者在制订计划时必须对组织的内部环境,如本单位的现行政策、人力资源、设备物资资源、科研及技术能力等,以及外部环境,包括社会环境、经济、人口、人们的需求、政策、法令等进行充分的估计,明确该计划是在什么样的内外环境下进行的。

(四) 拟定备选方案

拟定备选方案是制订计划的第三步,根据资源评估和调查,提出多种备选方案。完成某一项任务不可能只有一种方案,而是要从备选方案中选择出最有希望成功的一个或几个方案。如护理部的目标是提高护理人员的业务素质,则可行的备选方案有:①招聘一定数量的高级护理毕业生;②成立护理质量管理检查组;③加强护士的业务培训;④加强护士的学历教育;⑤聘请护理专家进行专题讲座等。

（五）比较方案

比较方案是制订计划的第四步。备选方案拟定后，认真考察、分析、论证每一个方案，将每个方案与组织目标进行核对，并按优先次序进行排列，排列方案的先后次序应根据：①所期望的社会效益；②是否符合政策规定；③公众的准备程度；④社会关系的有关因素；⑤时间安排的可行性。如护理部要对新的护士进行培训，现有如下方案：方案一，让新护士统一到三甲医院再次学习，其优点是培训的效果好、质量高，缺点是有可能增加没有培训的护士的工作，而且经费高；方案二，可以请各科室的护士长对新护士进行培训，其优点是新护士可以边培训边工作，而且大部分的护士都可以参加，缺点是各科室培训的效果不等。

（六）选定方案

选定方案是计划工作的关键，也是决策的实质性阶段。有时经过评估会发现一个最佳方案，但更多的时候可能有两个或更多的方案是合适的，这时管理者必须确定一个优先选择的方案，然后将另外的方案进行细化，以作为备选方案。选定方案通常是主管人员对各种备选方案进行分析讨论后，选择可行性强、满意度高、投入低和产出高的方案的过程。

（七）制订辅助计划

基本方案选定后，一般要有派生计划，以辅助和扶持该方案的执行，即在总计划下的分计划，如在提高护理质量的总目标中，护理人员的合理配备计划、培训计划、护理质量管理检查等均属于辅助计划。辅助计划是为了保证总计划能按时有效执行并达到预期计划目标的必要措施。

（八）编制预算

预算是数字化的计划，编制预算实质上是资源的分配计划，包括人员、设备、经费、时间等方面的内容。通过编制预算，组织对各类计划进行汇总和综合平衡，控制计划的完成进度，保证计划目标的实现。

除了遵循上述8个步骤外，为了使计划更具有科学性和可行性，管理者在制订计划的过程中还应注意以下几点：①计划的制订应明确阐述其目的和目标；②计划的制订应以国家整个医疗护理组织的宗旨、政策、程序和目标为指南；③计划的先后次序应主次分明、符合逻辑；④计划的制订应符合目的性、纲领性、普遍性、效率性和前瞻性等原则；⑤计划的制订应充分考虑组织现有的人力、物力、财力及其他相关情况，科学地设计出切实可行的行动方案。

六、计划工作在护理管理中的应用

计划工作在护理管理中的应用就是管理者按照上级组织的要求，依据目标，结合实际情况对未来工作进行统筹设计安排，拟订出达到目标的工作步骤，使各个部门和各类护理人员明确工作的范围和期限，发挥组织成员的潜力，提高工作效率。这样有利于提高护理服务质量，促进护理学的发展。例如，年末某病区按照医院、护理部提出的"提供优质的护理服务，满足病人对健康的需求"这一要求制订病区下一年上半年工作计划。

（一）描述宗旨

医院不断提高医疗护理服务水平，是为了满足广大人民群众对健康的需求。护理部围绕"提高护理人员素质，提供优质护理服务"这一宗旨，要求各病区护理人员为病人提供及时、准确、安全的护理活动,切实满足病人身心两方面的需要。护士长根据这一年的工作总结情况,制订下一年的工作计划。

（二）分析形势

护士根据护理部的要求,就目前的工作情况与护理部的标准做比较,大家共同分析和讨论,找出工作中存在的差距以及目前需要解决的问题:①年轻护士专业知识不全面、技术不熟练;②护士急救技能不熟练,抢救时医护配合协调能力差;③护理人员沟通能力差,不能正确处理好人际关系;④护士长管理力度不够,不能做到严格管理;⑤护理人员结构欠合理,缺少高级护理人才,新技术的开展比较困难。

针对以上问题,按照护理部的要求以及实际工作状况,考虑在现有条件下应重点优先解决并预期能够取得良好效果的问题,经过讨论,针对每一个问题,护士长制订出具体的计划,如将"护士长要做到严格管理"作为重点解决的问题,其具体计划有:①护士长要加强自身学习,做到有效管理;②制订各项规章制度,并传达到每个护理人员,使其明确应该做什么、不应该做什么以及怎样做;③加强监督机制;④制订相应的奖励措施并严格执行等。

（三）确定目标

根据实际情况制订切实可行的目标。根据计划的范围和任务,需要确定的目标可以是一项或一组目标,如"提高年轻护士的专业知识及操作技能水平",其目标值是"上半年理论考试达到95分以上""上半年护理技术操作考试合格率达到90%"等。

（四）评估本部门现有的条件和能力

其目的是明确本部门内部、外部现存的优势和劣势,制订的计划是在什么样的环境中进行的,预期效果如何,如"提高年轻护士的专业知识及操作技能水平",要评估临床护理工作量、医院及科室支持的程度、培训内容、培训方式、护士自身学习的热情等。

（五）制订计划方案

依据制订的目标提出多种方案,如全脱产学习、半脱产学习、理论学习与实践相结合、院外进修、引进新的护理人才、开展护理技术操作比赛等。

（六）比较各种方案

结合病区实际工作状况,将各种备选方案进行分析,比较各自的优点和缺点。①全脱产学习:优点是便于组织管理,学习时间相对集中,护士脱离临床工作,全身心投入到学习中,学习效果好,缺点是护士脱产学习可能会影响正常护理工作的顺利进行。②半脱产学习:优点是理论能够联系实际,便于工作的安排,缺点是学习时间相对较长,会影响学习积极性和学习效果。③外出进修学习:优点是能专心学习,针对性比较强,缺点是费用较高,学习的人数有限,引进护理人才,周期可能较长等。

（七）选定最佳方案

对备选方案进行分析、比较,最后选择消耗小、效果好、可行性强的方案,并按先后次序排列,舍去不合理或不可行的方案。如对上述方案进行比较后,选择可行的"理论与实践技能训练相结合"的半脱产学习方案,并定期开展护理技术操作比赛以激发护士的学习热情。具体的计划可分为:①第1~4周每星期三、星期六下午集中学习专业理论知识;②第5~10周护士长安排高年资护士按照操作程序指导新护士进行实际演练;③第11~12周护士自学;④第13周进行考核,包括理论和技能考试,并将结果及时反馈,以利于再次制订、修改计划。

（八）制订辅助计划

选定了基本方案后，就要制订辅助计划来扶持该方案，如选择了半脱产学习方案后，那么培训的内容、地点、时间、由谁培训和考核、参加者、工作日程的安排、考核的方式等计划均属于辅助计划。

（九）编制预算

培训教材、教具、师资、物质的奖励等应做出预算。如购买教材和教具 300 元、奖励物品 200 元、付给培训老师的报酬 1000 元等。

七、计划在护理管理中的意义

计划对组织的活动具有直接的指导作用，其意义具体体现在以下几个方面。

（一）有利于实现组织目标

护理管理工作具有烦琐性和突发性的特点，因此做好护理管理工作必须要做好计划。反之，则可能出现盲目、忙乱而偏离组织目标，计划可以使行动对准既定目标。

（二）有利于减少工作中的失误

计划工作能够预测未来环境的变化所产生的问题，并在此基础上制订相应的解决办法。如护理人员制订的护理计划，就是针对病人的健康状况做出全面细致的评估，明确病人存在的健康问题，提出解决方法或预测病人可能出现的健康问题及提出应对的措施。

（三）有利于提高管理效率和效益

护士长根据病人的人数合理和科学地安排护理人员、护理物品和护理设备等，尽量做到合理利用资源并减少浪费。

（四）有利于控制工作

控制工作的目的就是纠正脱离计划的工作偏差，使活动保持既定的方向。计划工作为组织活动制订目标、指标、步骤、进度和预期成果，是控制工作的标准和依据。计划和控制密切联系，是管理职责中的两个重要环节，两者相互促进、相互制约。

第二节 目标和目标管理

一、目标

（一）目标的概念

目标是指人们有意识的行为所要达到的境地，是一个组织的任务或目的的具体体现。在确立目标之前，组织必须明确其宗旨、任务。宗旨是组织的中心思想和信念，任务是组织努力的方向，而目标则是在宗旨和任务指导下，整个组织要达到的可测量的具体的成果。目标按考核方法分为定量目标和定性目标。

1. 定量目标　定量目标是指用精确的数量描述的目标,如全年的护士技术操作考核合格率达 85% 以上。

2. 定性目标　定性目标是指无法用精确的数量描述的目标,但可通过明确的、具体的说明或标准加以考核,如某医院的中期目标是 3 年内通过三级甲等医院的评审。

（二）目标的作用

目标的作用包括以下四个方面。

1. 主导作用　目标为管理者的决策活动和组织成员的行动提供了努力的方向,起到了主导作用,避免了组织在没有统一的方向中运行而带来的低效率和低效果。

2. 推动激励作用　清晰具体而具有可实现性,同时注重将个人需要的满足和组织目标的实现有效地结合起来的目标,可以激发组织成员的工作积极性,提高工作的主观能动性,使组织成员在实现目标的同时,自身得到更大的发展。

3. 协调作用　明确的目标协调了各个部门和组织成员的活动方向,避免了冲突和矛盾。

4. 标准作用　目标是衡量标准,是评价实际工作绩效的依据,同时通过对评价结果的及时反馈也可以衡量目标的合理性。

（三）有效目标的特征

1. 目标的表述应清晰具体　一个设计良好的目标应清楚地表述出所期望达到的最终结果,而且在叙述时,表达应明确、详细,避免出现模糊目标。

2. 目标是可测量和定量化的　目标应该具有可测量性,目标应尽可能地量化和具体化,规定明确的数量界限,如合格率、百分比等,才能便于确定目标是否达到,对于那些难以定量化的目标,也应当尽可能地规定出衡量目标实现与否的具体标准。

3. 具有清楚的时间框架　目标必须要有清楚规定的时间期限、实现目标的截止日期。没有时间约束,组织不能确定什么时候才算是达到了目标。

4. 具有挑战性但却可达到　目标应该具有一定的难度,具有挑战性,但是组织成员通过努力是可以达到的,太容易实现的目标不具有激励作用。同样,员工即使付出很大的努力也无法实现的目标也不具有激励作用,而且员工的积极性容易被挫伤。

5. 书面形式　计划好的目标应以书面形式表达,写下来的目标是有形的、可见的和有据可依的。

6. 与组织的有关成员进行过沟通　有效的目标应该是和组织有关成员充分沟通过的,这样可以提高人们对目标的理解程度,同时也可以提高员工对目标的认可和接受程度,这是确保组织成员努力实现目标的必要条件。

二、目标管理

（一）目标管理的概念

目标管理是以目标为导向、以人为中心、以成果为标准,而使组织和个人取得最佳业绩的现代管理方法。它是由组织的员工共同参与制订的、具体的、可行的且能够客观衡量效果的目标,可在工作中进行自我控制。

（二）目标管理的特点

1. 强调"参与式"管理　目标管理中不但要求上下级共同参与目标的制订及目标测量方法的制订,还要求参与目标实施、评价的整个过程,即在目标管理的自始至终,执行者都参与管理。这种方法和思想充分肯定了员工的工作责任感,激发了员工的创造性,使员工的潜能得以充分发挥。

2. 强调"自我管理"　组织在实现目标的过程中,不是由上级指挥下级执行各种程序和行动,而是员工进行自主管理和自我控制,鼓励员工发挥其最大的积极性和创造性,选择各种有效措施去达到目标。

3. 强调"有效评价"　在目标管理过程中,各层管理人员通过检查考核,获得反馈信息,并在反馈中强调员工自我评价(即自查自检),同时制订一系列的奖励措施。

4. 强调"整体性的管理"　目标管理是把总目标逐级分解,各分目标均必须以总目标为依据,方向一致,目标的确定者也是目标的执行者;每个部门、每个成员必须加深认识、相互合作、协调一致、共同努力,以达到组织总目标。

(三) 目标管理的过程

目标管理分为制订目标、组织实施和检查评价3个阶段。

1. 制订目标　制订目标是实施目标管理的第一步,同时这是目标管理最重要的阶段,目标制订得越合理明确,实施组织目标和检查评价的阶段就会越容易进行,而第一阶段可以细分为4个步骤。

(1) 高层管理者制订组织总体目标　组织总体目标一般由高层管理者根据组织宗旨和任务,通过对组织外部环境形势和内部环境的分析,与下级沟通后制订出的组织总体目标。

(2) 将目标分解到各部门　根据组织结构和职责分解总体目标,确立各个部门的分目标。

(3) 制订下级单位目标和个人目标　部门管理者与其下属单位的管理者制订他们的具体目标,下属单位管理者再与该单位的全体成员共同设定个人的具体绩效目标。在制订具体目标时应注意:个人目标与组织目标的协调性和一致性;目标要有重点,不宜过多;目标要尽可能的具体化、可衡量化;目标应是与组织成员充分沟通过的,而且具有挑战性。

(4) 形成目标责任,达成书面协议　管理者与下属之间就如何实现目标的具体行动、所需要的条件以及实现目标后的奖惩事宜达成书面协议,使目标与权、责、利相统一。例如,医院总体目标、护理部的目标、各个科室的目标、每个护理人员的目标应达成书面协议。

2. 组织实施　目标管理重视结果,强调自主、自治和自觉,并不等于领导可以放手不管,相反由于形成了目标体系,一环失误,就会牵动全局,因此领导在目标实施过程中的管理是不可缺少的。首先,进行定期检查,利用双方经常接触的机会和信息反馈渠道自然地进行;其次,要求下级向上级报告工作进度,便于互相协调;再次,要帮助下级解决工作中出现的困难问题,要定期检查双方对协议的执行情况。如果出现意外及不可预测的事件,严重影响组织目标实现时,也可以通过一定的手段修改原定的目标,这一阶段的实施有3项工作:①咨询指导;②反馈控制;③调节平衡。

3. 检查评价　达到预定的期限后,下级首先进行自我评估,提交书面报告,然后上下级一起考核目标完成情况,决定奖惩,同时讨论下一阶段的目标,开始新循环。如果目标没有完成,应分析原因、总结教训,切忌相互指责,以保持相互信任。

(1) 考评成果　以各自目标及目标值为依据,对目标实施结果进行考核,评价管理绩效。

(2) 实施奖惩　下级自检后,上级与下级进行沟通,讨论预先制订的评价和奖惩协议并实施奖惩,如奖金、物质奖励、升职、降职等。

(3) 考核评价　将目标管理中的经验及教训进行总结,找出不足,同时讨论下一阶段的目标,开始新的循环。

（四）目标管理在护理管理中的应用

目标管理在护理管理中的应用,是护理部根据医院的整体规则制订总目标,再通过建立目标体系,制订各部门、各病房及护理人员个人的目标,确定目标和工作标准、职责分工、工作期限、评定方法以及奖惩措施,通过指导实施、定期检查,实行终末考核,最终实现目标管理的过程。例如,某医院护理部实行护理目标管理,其管理目标之一是使护理人员护理技术操作达标率达到 95％及以上。

1. 第一阶段:制订目标

（1）制订总目标　护理部通过对本医院的护理技术操作达标率的调查发现,医院常常有护理技术操作失误的事件发生,故提出本年度目标之一:使护理人员护理技术操作合格率达到 95％及以上。

（2）建立"医院护理技术质量控制及评定小组"　小组成立后,经反复的研究讨论,正式制订出全院年度护理总目标,其中一项是使护理人员护理技术操作合格率达到 95％及以上。

（3）分目标的制订　各科室护士长、病房护士长及全体护士共同商定,根据总目标制订科室和个人目标,明确责任范围、完成期限及奖惩措施等。

（4）协议授权　科室及个人目标确定以后,就各级目标完成后的奖惩事宜签订书面协议。

2. 第二阶段:组织实施　护士长组织护理人员自觉地、努力地实现医院护理部制订的目标,并对照目标进行自我检查、自我控制和自我管理。

3. 第三阶段:检查评价

（1）考评结果　实际活动计划执行后,通过各种评价,检查目标达标情况,并及时反馈进展和问题,以促进改革和提高护理技术。

（2）奖惩兑现　按考核结果对护理人员进行奖惩,并将奖惩结果同护士的职务晋升及进修学习结合起来。

（3）总结考评结果　提出存在的问题,采取相应对策,制订下一轮目标,开始新的循环。

第三节　时间管理

时间是世界上最充足的资源,每个人每天都有 24 小时,然而时间又是世界上最稀缺的资源,每个人每天都只能拥有 24 小时。时间管理是有技巧的,如何确实有效地利用有限的时间,提高时间的利用率和有效性是时间管理的基本课题。只有掌握提高时间管理水准的方法与技巧,并与自我的实际工作相结合,做出调整计划,养成良好的时间管理习惯,才能提高整个工作的效率。

一、时间管理的概念

时间管理是指在同样的时间消耗情况下,为提高时间的利用率和有效率而进行的一系列管理活动。对时间的管理就是克服时间浪费,科学有效地利用时间。

二、时间管理的目的与基本程序

工作是无限的,时间却是有限的,管理者要很好地完成工作就必须善于科学、明智地利用自己的工作时间。

(一) 目的

1. 有利于科学地利用时间 时间管理可使管理者合理安排时间,在有限的时间内抓住主要工作,其余的时间应付临时事件,克服时间浪费,真正成为时间的主人,而不被时间所奴役。

2. 提高工作效率 时间是恒定的、不可改变的,但它又是最有伸展性的——可以转瞬即逝,也可以发挥最大的效力。通过时间管理,人们可在有限的时间里创造更多的成果,更好地体现自身价值。

(二) 基本程序

(1) 拟订计划,设定目标 即周密地考虑工作计划,为自己和所管理的部门设定目标,明确近期完成的工作及最主要的工作。有效利用时间,关键在于制订完善的、合理的工作计划,设定具体、明确的目标以及合理地安排最主要的工作和解决最关键的问题,而不是把未来的工作时间全部填满工作内容。只要计划安排适时和得当,就会像机器的主轴带动整个机器运转那样,促使各项工作按时完成。

(2) 排列目标的优先顺序 按照重要程度对目标进行排序,找出一个核心目标,并依次排列重要性,把最重要的、需要立即解决的目标放在首位。通过建立先后顺序,可区分"最重要"及"最急迫"的任务,从而减少管理者被突发事件左右的可能性。

(3) 列出为实现每个具体目标所需进行的各种具体活动。

(4) 按照事件的先后顺序,安排活动日程 利用时间的策略和技巧,排出每周、每天的活动日程或制订具体时间表。按重要性和紧急程度排列工作的先后顺序。

三、有效的时间管理方法

(一) 时间管理方法

ABC 时间管理法是美国管理学家莱金提出的,他建议每个人制订三个阶段的目标:①长期目标:五年内要达到的目标。②中期目标:半年内要达到的目标。③短期目标:现阶段要达到的目标。将各阶段的目标分为 ABC 三个等级:A 级为最优先的目标;B 级为较重要的目标;C 级为不重要的目标。ABC 时间管理法的核心是抓住主要问题,解决主要矛盾,对紧急和重要的事情立即做出判断,提出处理措施,保证重点工作,兼顾全局,提高工作效率。

ABC 时间管理法的步骤如下。

(1) 每天工作开始前列出全天的日程清单。

(2) 对清单上固定的、常规性的工作事先安排,按程序办理。

(3) 根据工作的重要性和紧急程度确定 ABC 顺序,填写 ABC 工作分类表。

(4) 实施 ABC 时间管理法 首先全力投入 A 类工作,直到完成以后再转入 B 类工作,C 类工作主要以授权为主,避免浪费时间。

(5) 每日不断进行总结评价,提高时间管理的效率。

ABC 时间管理法就是以事务的重要程度为依据,将待办的事项按照由重要到不重要的顺序划分为 A、B、C 三个等级,然后按照事项的重要等级依次完成任务的方法。ABC 时间管理法可以有效地解决因日常事务异常繁乱而陷入混乱的状况,使学习、工作和生活等活动在有条不紊中进行并尽可能地提高工作效率。ABC时间管理法的特征及管理要点见表3-1。

表3-1 ABC时间管理法的特征及管理要点

分 类	占总工作数量的百分比	特 征	管 理 要 点	时间分配比例
A类	20%～30%	①最重要 ②迫切 ③后果影响大	①必须立即解决 ②亲自解决	60%～80%
B类	30%～40%	①较重要 ②较紧急 ③后果影响较大	有时间时最好自己做	20%～40%
C类	40%～50%	①不重要 ②不紧急 ③后果影响小	主要以授权为主	0

(二)象限法则

象限法则,也称第四代时间管理法,是根据事情的重要性和紧急程度,将事情进行分类后再进行相应的决策,即哪些事情该做(不该做),哪些事情赶紧做(稍后做)。重要性是指结果影响深远;紧急性是指需要立刻处理。根据象限法则可以将事情分成四类:重要紧急、重要不紧急、紧急不重要、不重要不紧急。

根据象限法则首先做重要紧急的事情;做完后再做重要不紧急的事情,这类事情影响深远,如果一再拖延,会变成重要紧急的事情,应按时完成;然后做不重要但紧急的事情;最后对于不重要也不紧急的事情,最好限定时间或者完全授权。

(三)记录统计法

这是指对工作时间进行记录、分析和总结,判断时间消耗的整体特征和浪费的状况,制订节约时间的措施,以提高时间的有效利用率。

(四)区域管理法

这是指按照区域长短把时间分为整体、阶段和瞬时三种情况来进行管理。整体时间管理是对某项工作的全过程或较长一段时间(如一年、三年等)进行全面规划,统筹安排,科学地组织、协调时间;阶段时间管理是对某一段时间(如一周、一天等)进行管理,安排实施;瞬时管理是根据事件发展情况,对于一些无法预料的事件,如例外事件、紧急事件等,迅速调整计划,妥善安排时间,以及时、妥善地处理。

四、时间管理的策略

(一)评估时间使用情况

1. 分析个人的时间管理效率 一些专家建议每一名管理者都应首先评估时间是如何利用的,应准备一个记事本或日志,按时间顺序记录所从事的活动,这样可以让管理者了解花费在每一项活动上的时间有多少。当记录条目能说明管理者的工作活动内容时,再将所有活动分为几大类,如拟订计划、指导、决策、建立人际关系等,然后再计算每一类活动所消耗的时间占整个工作日时间的百分比。如果分析结果显示时间分配不平均,或与重要程度不符合,则管理者必须重新修正工作方针,以纠正不平衡现象。

2. 分析个人的最佳工作时间　根据人的生物钟学说,应掌握自己每天身体功能的周期性,何时精力最充沛,何时处于低潮。每季度、每周、每日不同时间脑力、体力都不同,需要总结探索规律,掌握自己的生活周期变化,充分利用精力的最佳时间做最重要的工作,例行工作和次要工作由其他时间处理。

3. 分析时间浪费的影响因素　浪费时间是指花费的时间对实现组织目标和个人目标毫无意义,评价浪费时间是时间管理结果的反馈,以便有针对性地克服这种浪费。浪费时间的原因可分为外在因素和内在因素两个方面,见表 3-2。

表 3-2　时间浪费的影响因素

外在因素	内在因素
1. 计划外的电话或来访	1. 工作松懈、拖拉
2. 会议过多:计划内或计划外的	2. 时间计划不周或无计划
3. 社交应酬过多	3. 工作目标与方针制订欠缺
4. 信息不足不畅,缺乏反馈,未能恰当授权	4. 未能恰当授权
5. 沟通不良,反复澄清误会	5. 不善于拒绝非本职工作
6. 协作者能力不足	6. 无计划地随时接待来访
7. 政策、程序、要求不清	7. 处理问题犹豫不决,缺乏果断性
8. 事务性、手续工作过多	8. 文件、物品管理无序
9. 文书工作繁杂	9. 缺乏决策能力
10. 上级布置做与本职无关之事	10. 缺乏使用时间的知识
11. 突发事件	

(二) 制订行动计划和时间安排

成功的管理者首先强调工作的效率,必须在工作的筹备阶段有一个明确的工作计划,应该按照先后次序对各项任务目标进行定位和时间预算或分配,避免走弯路和回头路,而且可以节约大量时间。护理管理者在时间控制上所遇到的问题是一些活动或任务的范围、深度、广度难以精确掌握,因此,事先制订行动计划和拟订活动时间进度表是很有必要的。活动时间进度表应力求详细,尽可能地把处理突发事情的时间安排到计划之中,留有余地,以防出现意外事件时束手无策。

(三) 学会授权

授权就是将部分工作交由他人来完成的管理过程,而授权人仍对工作的执行和成果负有责任。通过授权,管理者可从繁忙的事务中解脱出来,有更多的时间从事重要而有意义的事情。同时下属被给予一定的空间和自主权,进行自我管理,提高了工作积极性,同时也得到了锻炼和成长,并可激发出潜能,这将有利于提高组织的绩效。一个团队需要互补,同时,授权应该是一种法定的合约行为。管理者和下属都应该了解和同意授权行为以及附加的条件,为了执行工作的方便,管理者应赋予下属一些特定的权力,以书面通知的形式向其他相关人员说明该员工已获授权。授权是靠信任维持的,信任与控制关系影响了组织的授权。如果控制增加,那么信任减少,授权难以维持。当控制减少时,信任增加,有利于进行授权管理,从而激励员工。随着授权越来越多,管理者可以在更高层次和更大的权力范围内为组织创造更多的价值。授权是为了选拔人才、培养人才、创造新的可能性。一个不愿授权、什么都干的管理者,什么都干不好;一个聪明的管理者,应该积极授权、借力成事。

(四)学会拒绝的艺术

为使时间得到有效的利用,管理者应该学会拒绝的艺术,因为某些事情会干扰自身工作目标的达成,多数人很难拒绝同事的一个合理的请求,但在下列情况下,管理者必须拒绝承担不属于自己工作范围的责任:①请求的事项不符合个人的专业或职务目标;②请求的事项非自己能力所及且需花费工作以外的时间;③请求的事项是自身感到很无聊或不感兴趣的;④一旦承担该请求后会阻碍个人做另一件更吸引自己且有益于自己的工作。

为了避免内疚以及预防因拒绝同事的请求而人缘尽失的后果,管理者一定要学会如何巧妙而果断地说"不"。最好不要解释为什么,否则对方会将这些解释当作是条件性的拒绝,而会想出理由来反驳。

(五)学会避免"时间陷阱"

管理者处理的问题往往千头万绪,因此,在日常工作中应该讲求节约时间和提高效率。在工作过程中常常遇到下列问题,即所谓"时间陷阱",应注意避免。

1. 电话的干扰　减少电话的干扰是避免使自己陷入"时间陷阱"的方法。打电话要尽量抓住要点,电话边上放置纸和笔,便于记录重要事项;避免打社交性的电话。

2. 接待各种来访者　对于接待各种来访者,可以采取以下具体措施:①在办公室外过道中谈话,如发现事情重要,再请到房间内细谈。②尽量缩短谈话时限,如交谈中觉察内容不重要,可站起来,或看看表,或向门口走去,或礼貌地直接解释手中正在处理一份紧急文件,表示谈话可以结束。③鼓励预约谈话,如对护理人员可安排在每日工作不忙的下午时间谈话。④可安排定期碰头短会。

3. 对有关档案资料的处理　对有关档案资料要进行分类管理,按重要程度或使用频繁程度而分类放置,并及时处理、阅读,抓住要领。

五、时间管理在护理管理中的应用

时间管理是指在同样的时间消耗情况下,为提高时间的利用率和有效性而进行的一系列控制工作。其本质就是一种个人的工作计划,教会人们管理时间、增强个人能力、提高工作效率。护士长作为医院的基层管理者,其角色特征要求其必须有时间、效率、效益观念,在有限的时间内处理好以下工作:①护理管理者应具备时间成本效益观念与时效观念,以及定量控制自己有限时间的能力;②护理管理者要熟练掌握节约时间与灵活运用时间的技巧;③护理管理者必须为自己和所管理的部门设定工作目标以及达到目标的具体时间;④护理管理者制订每日工作计划时应将工作目标以及为实现目标所必须进行的具体活动进行排序,确保对最重要的目标和最重要的事件给予优先权。

第四节 护理制度管理

护理制度反映了护理工作的客观规律性,是实践经验的总结,是开展护理工作的标准,是保证病人接受安全的治疗、检查、护理的重要措施,也是检查护理工作的依据,具有鲜明的法规性和强制性。严格贯彻规章制度,不仅能杜绝医疗、护理差错和事故,确保医疗、护理质量,同时有利于培养护士严谨的工作态度、工作作风和工作方法,使护理思维和行为方式更具科学性和有效性。

一、护理制度的概念

护理制度是关于护理人员为护理对象服务过程中应当履行的工作职责、享有的工作权限、需要遵守的工作程序及工作方法等做出的文字规定;是确保服务对象接受安全、有效的护理服务,并根据消毒隔离原则,运用科学管理方法达到控制传染源、切断传播途径、保护病人和工作人员等目标的规章制度。

二、护理制度的分类

(一)岗位责任制

岗位责任制是护理管理制度中重要制度之一,是执行其他制度的基础。它明确了各级护理人员的职责,把护理工作任务和职责落实到每个人和每个岗位,其目的是人人有专责,事事有人管,使护理工作忙而不乱、分工明确、相互合作,既有利于提高工作效率和服务质量,又有利于各项护理工作的顺利开展。具体内容详见表3-3。

表3-3 分级护理

护理级别	护理对象	护理要求
特别护理 (大红色标记)	病情危重、复杂的大手术后造成严重外伤、随时可能发生生命危险、需要抢救的病人,如监护室病人、脏器移植病人、大面积烧伤病人等	(1)严密观察病情变化,专人24小时护理 (2)备齐各种监护仪器及急救器材、药品,随时准备抢救 (3)制订护理计划,及时、准确填写危重护理记录单 (4)做好基础护理,预防并发症的发生,确保病人安全

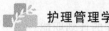
续表

护理级别	护理对象	护理要求
一级护理 （粉红色标记）	重症、大手术后、意识障碍需要严格卧床休息以及生活不能自理的病人，如各种内出血、昏迷、休克、肝肾功能衰竭、瘫痪、肿瘤晚期病人等	（1）密切观察病人病情变化，每 15～30 分钟巡视一次 （2）根据病情制订护理计划和做好护理记录 （3）加强基础护理，防止并发症的发生，生活上给予周密照顾。做到"六洁"（口腔、脸及头发、手足、皮肤、会阴、床单位）和"五防"（防压疮、防体位性低血压、防泌尿系统感染、防呼吸系统感染、防交叉感染）
二级护理 （蓝色标记）	病情较重，但已趋于稳定仍需卧床休息，或年老体弱、生活不能完全自理的病人	（1）注意观察病人病情变化，每 1～2 小时巡视一次 （2）卧床休息，适当进行室内活动 （3）生活上给予必要的协助
三级护理 （不做标记）	病情较轻或康复期病人，生活能够自理者	（1）观察病人病情，每 3～4 小时巡视一次 （2）根据病情参加室内外活动 （3）做好卫生健康指导工作，督促病人做到"六洁"

（二）一般护理制度

一般护理制度是指护理行政管理部门与各科室护理人员需共同贯彻执行的有关制度。包括病人入院、出院制度，值班、交接班制度，查对制度，消毒隔离制度，差错、事故登记报告制度，分级护理制度，执行医嘱制度，病人及探视人员制度，护士长夜班总值班制度，护理部、护士长月报表制度，护理查房制度，业务培训制度，药品、物品、器材管理制度等。

（三）护理业务部门的工作制度

护理业务部门的工作制度是指该部门各护理人员需共同遵守和执行的有关工作制度。主要包括病房管理制度，门诊工作制度，急诊工作制度，手术室、分娩室、供应室、治疗室、换药室工作制度等。

（四）护理管理制度

从护理的角度制定的各项制度，如护理执业人员准入制度、护士素质要求、护理会议制度、"五个到位"服务管理制度等。

三、护理制度的内容

(一) 病人入院、出院制度

1. 入院制度

(1) 办理住院手续　病人持住院证,办理住院手续,住院处护士送病人入病房。

(2) 接待病人　病区责任护士热情主动地接待病人,安排床位,通知主管医生,介绍医院环境、有关规章制度等,并准备好一切所需物品。

(3) 急诊危重病人的处理　急诊危重病人安排在抢救室,准备好一切抢救物品。配合医生抢救,及时做好各项抢救记录。

(4) 护理记录　填写住院病历和有关护理表格,填写入院登记,24 小时内完成病人入院护理评估单的书写。

2. 出院制度

(1) 通知病人　根据医嘱,通知家属或病人做好出院准备并告知如何办理出院手续。

(2) 健康指导　责任护士书写出院小结,并给病人做出院健康指导(休息、饮食、药物、功能锻炼、复查),同时征求病人意见。

(3) 医疗文件处理　停止病区内一切治疗,注销各种卡片,填写出院登记,整理病历,资料归档。

(4) 床单位处理　病室通风、消毒,床单位清洁消毒,铺好备用床,准备接待新病人。

(二) 分级护理制度

分级护理是根据病人病情的轻重缓急,规定临床护理要求,在护理工作中,明确重点、分清主次,合理安排人力,使护理工作有条不紊地进行。由医生根据病情决定护理等级,下达医嘱,分为特别护理及一、二、三级护理,并分别在住院病人一览表和病人床头卡上设不同标记,提示护士根据医嘱和标记具体落实,护士长进行督促检查。

(三) 值班、交接班制度

交接班制度是保证临床医疗护理工作连续进行的一项重要措施,必须严肃认真地贯彻执行。

1. 病房护理人员一般实行三班轮流值班　值班者必须坚守岗位,履行职责,保证各项治疗、护理工作准确、及时进行。

2. 值班者必须在交班前完成本班的各项工作　值班者写好各项护理记录,处理好用过的物品。日班夜班交班前做好用物准备,如消毒敷料、试管、标本瓶、注射器、常备器械、被服等,为夜班工作做好准备。

3. 每班按时交接班　接班者提前 15 分钟进入科室,每班必须按时交接班,阅读有关护理记录。在接班者未到之前,交班者不得离开岗位。

4. 交接班中发现问题应立即查问　如发现病情、治疗、器械、物品交代不清,应立即查问。接班时如发现问题由交班者负责,接班后如因交班不清,发生差错事故或物品遗失,应由接班者负责。

5. 交班内容

(1) 病人总数、出入院、转科、转院、分娩、手术、死亡人数以及新入院、危重病人、抢救病人、大手术前后或有特殊检查处理和病情变化及思想情绪波动的病人均应详细交班。

（2）医嘱执行情况、各项护理记录、各种检查标本采集及各种处置完成情况、尚未完成的工作，应向接班者交代清楚。

（3）查看昏迷、瘫痪等危重病人有无压疮、基础护理完成情况、各种导管固定和通畅情况。

（4）查看常备、贵重、毒麻药品及抢救药品、器械、仪器的数量、技术状态等，交接班者均应签全名。

（5）交接班者共同巡视、检查病房是否达到清洁、整齐、安静的要求及查看各项工作的落实情况。

（四）查对制度

查对制度是保证病人安全、防止差错事故发生的一项重要措施，因此，护士在工作中必须严格执行查对制度，才能保证病人的安全，使医疗护理工作正常进行。

1. 医嘱查对制度

（1）医生在长期医嘱单和临时医嘱单上下达医嘱后，护士分别抄录在执行单上。

（2）医嘱处理做到"五不执行"，即口头医嘱不执行（抢救除外）、医嘱不全不执行、医嘱不清不执行、用药时间剂量不准不执行、自备药无医嘱不执行。

（3）医嘱应每班核对、每周总核对。每班护士核对上一班执行的医嘱并签名，护士长核对所有的医嘱。每周总核对长期医嘱单、临时医嘱单、长期医嘱执行单一次。

（4）抢救病人时，医生下达的口头医嘱，执行者须复述一遍，无误后方可执行。用过的空瓶须保留，以备核对和记录。抢救结束6小时内督促医生补齐医嘱并签字。

2. 治疗护理操作查对制度（注射、输液、服药等）

（1）三查七对一注意。

三查：操作前查、操作中查、操作后查。

七对：对床号、姓名、药名、时间、剂量、浓度、方法。

一注意：注意观察用药反应。

（2）输血三查八对。

三查：查血液有效期、输血装置是否完整、血液质量。

八对：对姓名、床号、住院号、血袋号、血型及交叉配血试验结果、血液种类及剂量。

进行各项治疗护理操作时，如病人提出疑问，应及时查清后，方可执行。治疗护理过程中病人出现各种反应，除了及时请医生诊治，严密观察外，剩余的药物按要求保留，进一步核对，必要时按规定鉴定处理。

3. 手术病人查对制度

（1）术前查对　病人床号、姓名、性别、年龄、诊断、手术名称及部位（左、右）、血型、术前用药、备皮、药物过敏试验结果、X光片等；手术器械物品是否齐全，无菌包的消毒日期及消毒指示剂等。

（2）术中查对　凡体腔或深部组织手术，要求在术前、关伤口前、缝皮前核对纱布、纱垫、缝针、器械的数目，并记录签字；术中给药、输血。

（3）术后查对　手术取下的标本，应由巡回护士与手术者核对后，再填写病理检验单送检。病理切片做到四查：查床号、姓名、住院号、标本名称。标本瓶应做到有盖、有溶液、有标签，送验要有登记、签收制度。

4. 供应室查对制度

（1）准备器械包时，要查对名称、数量、质量及清洁度。

（2）发器械包时，要查对名称、消毒日期、无菌指示剂及数量。

（3）收回物品时，要查对名称、数量、质量、有无破损及清洁处理情况。

（4）灭菌时，查对温度、压力、时间、灭菌效果指示剂、干湿度，符合要求方可发放。

（五）消毒隔离制度

1. 医务人员的要求

（1）在班医务人员必须着装整洁。

（2）诊疗护理前后，均应洗手、戴口罩，必要时用消毒液浸泡手。无菌操作时，要严格遵守无菌操作规程，如输液操作一人一针一管一止血带，用后消毒。

（3）医务人员进入传染病区要穿隔离衣（接触不同病种时要更换隔离衣），离开污染区时要脱去隔离衣，消毒手。

2. 病人的消毒隔离

（1）病人住院时进行卫生处置，出院时做好终末消毒处理。

（2）传染病病人按常规隔离，并应在指定的范围内活动；疑似传染病病人，应送至观察室；传染病病人的分泌物、呕吐物、排泄物应先消毒再倾倒；凡传染病病人接触过的医疗器械、物品应遵循消毒—清洁—灭菌的原则进行处理。

（3）严重感染及脏器移植手术病人应采取保护性隔离。

3. 医疗器械的消毒

（1）无菌物品和非无菌物品应分开放置，并有明显标志；每天检查无菌物品是否过期，超过一周者重新消毒。

（2）无菌器械容器、敷料缸、持物钳每周消毒、灭菌一次，消毒液每周更换一次（特殊部门每天更换），体温计用后用消毒液浸泡消毒。

（3）使用后的医疗用具须按消毒—清洁—灭菌的顺序进行处理。凡厌氧菌、绿脓杆菌等特殊感染的病人，用过的器械、被服、房间都要进行严格灭菌处理，用过的敷料要焚烧。

（4）一次性医疗用物，如注射器、针头、输液器、输血器、换药碗等使用后用消毒液浸泡，并做毁形处理，及时交由医疗废物集中处置单位处置。

4. 治疗室、换药室、病室等消毒

（1）治疗室、换药室应做到"四个一"，即桌椅每天擦拭消毒一次，地面消毒喷洒一次，紫外线照射一次，每月做空气细菌培养一次。

（2）病室每日应定时通风，并进行空气消毒。床旁桌、椅、墙面、地面等用消毒液擦拭。出院病人、死亡病人的病房、病床单元必须做好终末消毒处理。

（六）病房药品管理制度

病房内所有基数药品供住院病人使用，并由专人管理，负责领药、退药和保管工作；每日检查药品的标签、质量、有效期；需冷藏的药品要放冰箱内，以免影响药效；特殊及贵重药品应注明床号、姓名，单独存放并加锁；毒麻药品由专人加锁保管，每班交接检查，使用后及时补齐。

（七）护理差错、事故登记报告制度

各科室建立差错、事故登记本，及时登记发生差错、事故的原因、经过、后果。发生差错、事故，责任者要立即向护士长报告，护士长在24小时内口头或电话上报护理部，重大事故要立即报告护理部及科主任，事故差错责任者，应在3天内提供书面检查材料。发生差错、事故后，要

积极采取抢救措施,以减少由于差错、事故造成的不良后果。发生严重差错或事故的各种有关记录,检验报告及造成差错、事故的药品、器械等均应妥善保管,不得擅自涂改、销毁,并保留相关标本,以备鉴定。差错、事故发生后,按其性质与情节,分别组织全科或全院有关人员进行讨论,以提高认识、吸取教训、改进工作,并确定事故性质,提出处理意见。发生差错、事故的单位或个人,如不按规定报告,有意隐瞒,事后经他人发现时,须按情节轻重给予处分。为了弄清事情真相,应注意倾听当事人的意见。讨论时应让当事人参加,允许发表个人意见,决定处分时,领导应对当事人进行思想教育工作,以达到教育的目的。护理部应定期组织护士长分析差错、事故发生的原因,并提出防范措施。

(八)抢救工作制度

各临床科室应设急救室或监护室,药品、器材应做到"五定"(定数量品种、定点放置、定人保管、定期消毒灭菌、定期检查维修),始终保持完好状态,以备急用。急救室或监护室内应有常见危急重症的抢救预案,医务人员应熟练掌握抢救技术和仪器的使用。抢救危重病人时,必须分工明确、密切协作、积极救治、严密观察、详细记录,抢救结束后,要主动巡视、观察病情变化,做好交接班工作,并认真总结经验,改进抢救工作。

(九)病区管理制度

病区由护士长具体负责管理,科主任及各级医护人员积极协助,共同做好病区管理。保持病区安静,做到"四轻",即走路轻、关门轻、操作轻、谈话轻。

保持病区整洁,统一陈设,室内物品如床、床头柜、脸盆、痰盂、暖瓶等均摆放整齐,固定位置,未经护士长同意,不得任意搬动。保持病区清洁卫生,注意通风,每天定时清扫,每周大清扫一次,禁止吸烟和随地吐痰。在班医务人员必须着装整洁,护理人员穿工作鞋,必要时戴口罩。责任护士必须到床前向新住院病人详细、清楚地介绍住院规则,每周定期向病人宣传卫生知识,做好病人思想、生活管理工作。专人保管病房财产设备,建立账目、定期清点,如有遗失,及时查明原因,按规定处理。做好陪护的管理工作,控制陪护人数在规定的范围内。每月定期召开病人座谈会,征求意见,改进病区工作。

(十)健康教育制度

门诊应进行一般卫生知识,以及常见病、多发病、季节性传染病的防治知识的健康教育,如妇幼卫生、婴儿保健、计划生育等内容的普及。

1. 入院宣教 介绍医院规章制度,如查房时间、探视陪护制度等;介绍医院环境、作息时间、呼叫器的使用、主管医生和责任护士等。

2. 住院期间宣教 进行相关疾病、检查、治疗、用药、饮食知识的宣教,术前准备及术后注意事项的指导。

3. 出院宣教 告知出院后休息、用药、饮食、功能锻炼的注意事项及复查时间。

(十一)一次性无菌医疗用品使用管理制度

1. 购买 医院所用的一次性无菌医疗用品必须由设备科统一集中采购,使用科室不得自行购入。

2. 领取 领取一次性无菌医疗用品要有领用登记记录,并有护士长签字。

3. 存放 一次性无菌医疗用品应存于干燥、通风良好的物架上,距地面不小于 20 cm,距墙不小于 50 cm。

4. 使用　使用前要检查小包装有无破损,产品有无不洁净或失效等。做到一针一管一人用。使用时若发生热原反应、感染或其他异常情况时,必须及时留取样本送检,按规定详细记录,报告医院感染管理科、药剂科和设备科。

5. 处理　一次性无菌医疗用品使用后,须就地消毒、毁形,供应室回收统一处理。

(十二)"五个到位"服务管理制度

"五个到位"服务,即就诊有人引、检查有人陪、手续有人办、困难有人帮、出院有人送,服务过程中要突出"以人为本,满意服务"的理念。严格按照"五个到位"内容服务病人。护理部主任和科护士长应经常教育督导,提高服务满意率。

门诊病人在导医人员帮助下解决就诊过程中出现的问题;住院病人由住院处人员协助办理住院手续并送到病房;住院病人外出检查应由陪检人员负责送至检查科室,检查完送回病房;住院期间真诚对待病人,尽量满足不同层次人群的需求;出院时做好健康宣教,热情送出病房。

(十三)护理执业人员准入制度

从事临床护理工作的人员必须遵守《中华人民共和国护理管理办法》;护理人员必须持护士执业注册证上岗;护理人员的护士执业注册证必须每两年注册一次,每年继续医学教育学分不得低于 25 分;无注册证者,不允许从事临床护理工作。

四、护理制度的管理措施

(一)学习规章制度,加强素质教育

组织护理人员学习讨论护理制度的重要性和必要性,提高护理人员执行各项制度的自觉性。各级护理管理者要以身作则,带头学习,熟悉规章制度,使规章制度学习制度化,并持之以恒,护理制度才能真正落实到位。

(二)努力提高护士的业务水平

加强护理人员的基础理论、基本知识、基本技能的训练,掌握护理学科及相关学科的新进展,明确各项制度制定的科学依据,保证制度准确完整地执行。

(三)做好医护配合,保证人力、物力的供应

医生、护士各有明确的职责分工,但又是不可分割的整体,必须紧密配合、互相支持,才能使工作正常进行。医院要做好人力、物力资源的供应,建立有利于病人治疗、康复的良好环境,保证各项护理制度的落实。

(四)加强监督检查

监督检查是贯彻落实规章制度的主要手段之一,要充分发挥各级护理管理者的职能,落实层层负责制。各级护理管理人员要经常深入第一线,监督检查规章制度的执行情况,发现问题,坚决予以纠正,各科室护理部也应经常自查。对于制度执行到位的应予以表扬奖励;对执行较差的要批评教育;对违反制度造成损失的,应视情节轻重和损失大小,给予适当的处罚,以维护规章制度的严肃性。

现学现用

　　李丽,护理本科毕业,在某医院工作3年就担任外科病房护士长。她工作非常努力,也特别辛苦。她每天除了帮助主班护士处理医嘱,还帮助治疗护士静脉输液,或者去修理病房里掉下来的窗帘。看着她忙碌的身影,病房的护士们批评她是不称职的护士长。

　　请问:

　　1. 为什么护士长那么辛苦,护士们还认为她不称职?

　　2. 李丽护士长应如何安排自己的工作时间?

练习与检测

单项选择题:

1. 为了有效利用时间,管理者应做(　　)。

A. A 类工作　　　　B. B 类工作　　　　C. C 类工作　　　　D. 授权的工作

2. 在宗旨、任务的指导下,组织活动要达到的最终可测量的成果是(　　)。

A. 宗旨　　　　B. 目的　　　　C. 目标　　　　D. 策略

3. 组织为达到目的而制订的一种限定活动范围的计划称为(　　)。

A. 宗旨　　　　B. 目的　　　　C. 目标　　　　D. 政策

4. 用数字表示预期效果的一种数字化计划称为(　　)。

A. 宗旨　　　　B. 预算　　　　C. 目标　　　　D. 策略

5. 根据具体情况决定是否采取某种特定行为所做出的规定是(　　)。

A. 宗旨　　　　B. 预算　　　　C. 目标　　　　D. 策略

6. 计划的特征不包括(　　)。

A. 目的性　　　　B. 纲领性　　　　C. 组织性　　　　D. 效率性

7. 管理职能中最基本的职能是(　　)。

A. 人员管理　　　　B. 控制　　　　C. 计划　　　　D. 领导

8. 下列哪项不是目标的作用?(　　)

A. 主体作用　　　　B. 激励作用　　　　C. 协调作用　　　　D. 推动作用

9. 目标管理的创始者是(　　)。

A. 泰罗　　　　B. 法约尔　　　　C. 彼德·德路克　　　　D. 韦伯

10. 从生理学角度讲,人们最佳的工作年龄是(　　)。

A. 20～30 岁　　　　B. 20～40 岁　　　　C. 25～30 岁　　　　D. 25～50 岁

11. 管理者的最佳工作年龄是(　　)。

A. 5～30 岁　　　　B. 0～40 岁　　　　C. 25～35 岁　　　　D. 35～55 岁

12. 目标管理的第一个阶段是(　　)。

A. 组织实施　　　　B. 检查评价　　　　C. 制订目标　　　　D. 实施奖惩

13. 按照 ABC 时间管理法,A 类工作应占工作时数的(　　)。

A. 20%～30%　　　　B. 30%～40%　　　　C. 0%～60%　　　　D. 60%～80%

14. 时间管理最重要的意义是(　　)。

A. 有效利用时间　　　　　　　　B. 激励员工的事业心

C. 有利于管理　　　　　　　　　D. 提高工作效率

15. 管理者对 A 类工作的管理要点是(　　)。

A. 授权　　　　　　B. 请别人做　　　　C. 明天做　　　　D. 亲自去做

16. 中期计划的年限是(　　)。

A. 3 个月　　　　　　B. 6 个月　　　　　C. 1 年　　　　　D. 3～5 年

17. 择优是计划工作的(　　)问题。

A. 重要　　　　　　B. 核心　　　　　C. 不重要　　　　D. 关键

18. 组织长期计划一般由(　　)制订。

A. 中层管理者　　　B. 被管理者　　　C. 高层管理者　　　D. 基层管理者

答案:

1. A　2. C　3. D　4. B　5. D　6. D　7. C　8. A　9. C　10. D　11. D　12. C　13. D

14. D　15. D　16. D　17. B　18. C

(李　清)

第四章　护理组织管理

 学 习 目 标

了解：组织结构类型和医院护理组织系统。

熟悉：组织的概念、原则、职能和作用。

掌握：组织结构设计的程序，护理部、护士长的职责。

运用：组织结构类型的选择和应用。

在管理程序中，计划的下一步就是组织。通过管理的组织职能，可以将人、财、物进行最合理的安排，有效地完成机构的目标。护理人员通过对组织职能的学习，可以认清自己在工作单位中的角色、权责，可以了解自己和其他医护人员间的合作关系，从而更好地完成工作和管理工作。

案例引导

（一封辞职信）

尊敬的钟院长：

　　您好！

我有两个上司，他们都有不同的要求，都要求优先处理自己布置的事情。然而我只是一个凡人，没有分身术，我已经尽了自己最大的努力来适应这样的工作要求，但看来还是失败了，让我给您举个例子吧……

请问：

1. 这家医院在组织结构的运行上合理吗？为什么？

2. 要避免这种结局，谈谈你的建议。

第一节　组织工作概述

组织是人类社会生活中最普遍、最常见的社会现象。组织是通过发挥管理功能达到管理目标的工具,是综合发挥人力、物力、财力等管理要素效用的载体。组织的目标就是通过组织成员的分工协作、共同努力,从而实现组织的总目标。

一、组织的概念

组织(organization)指为了实现既定的共同目标,按照一定的规则和程序而设置的多层次、多岗位及具有相应人员隶属关系的权责角色机构,如医院、学校、护理部、病房、护理小组等。它是职、权、责、利四位一体(既有职位又有权力,既有责任又有利益)的机构。组织包含以下五层含义。

(一)组织是一个人为的系统

组织是由两个或两个以上的个体组成的集合体。

(二)组织必须有共同目标

目标是组织存在的前提和基础,组织作为一个整体,首先要有共同的既定目标,才能有统一的指挥、意志和行动。

(三)组织有不同层次的分工与协作

组织的目标是单独的个体无法达到的,组织的高效率也是个体无法实现的。组织为了达到目标和效率,就必须进行分工与协作,而且这种分工与协作存在不同的层次,并要明确相应的职责和职权。否则,共同目标再好也无法实现。

(四)组织必须不断变化和发展

组织不是自然形成的产物,而是为了实现某个目标而进行分工合作,建立的某种权责关系。组织会随着目标的变化而进行相应的调整,这样才能发挥组织的最大功能。

(五)组织要有不同层次的权力和责任

为实现共同的目标,就必须建立组织机构并对机构中的个体指定职位,明确职责及相应的权力,同时明确各部门或个人的责任,如医院各部门医护人员有行使医疗护理的权力和救死扶伤的责任。

二、组织工作的基本原则

为实现组织目标,提高工作效率,减少管理上可能发生的障碍,组织工作必须遵循以下基本原则。

(一)目标一致原则

目标一致原则即整个组织应当表现出具有同一个目标,强调组织内各部门的目标要与组织总目标保持一致。

（二）分工与协作原则

组织内的活动应按专业化分工，给每个成员分配相对单一的工作职能，使组织成员个人的专项技能得以强化，工作绩效得以提高；同时强调组织内各层次、各部门之间应保持协调合作，使组织的各项工作顺利进行，从而保证组织目标的实现。

（三）有效管理幅度原则

管理幅度是指一个指挥监督者或管理人员能直接管理下属的人数。组织中不同层次的管理人员直接管理的下属人数应是合理有限的，层次越高，管理的下属人数应相应减少，以保证管理的有效性，如病区护士长的管理幅度一般以 15 人为宜。

（四）责权一致原则

要履行一定的职责，就应该有相应的职权。有权无责或权大于责，会导致滥用权力、瞎指挥等。而有责无权或权小于责，则束缚了管理人员的积极性和主动性，致使其无法负起相应的责任。

（五）统一指挥原则

组织中每个成员只能接受一位领导的命令和指挥，上下级之间形成一条清晰的指挥链，避免多头领导、越级指挥，以及出现政出多门、遇事互相推诿、扯皮现象。

（六）集权与分权结合原则

组织内各部门必须服从其上一级领导的命令和指挥。集权的另一层意思是指一个部门或部门成员只服从一个上级机构的命令和指挥，组织的管理权力高度集中。分权管理就是把部分权力授予下一级人员，使其在完成具体任务时能行使一定权力。分权将起到锻炼下属、提高其工作积极性的作用，使上下级达到最佳配合，从而促进整个组织的有效运行。

（七）稳定性与适应性结合原则

组织结构的稳定有利于组织的正常运转和协作关系的稳固。然而建立起来的组织结构也不是一成不变的，要随着组织内外环境条件的变化做出适应性调整。组织越稳定，其效率越高。

（八）管理层次最少原则

管理层次是指组织内纵向管理系统所划分的等级数量。管理层次最少原则是指在保证组织合理有效运转的前提下，应尽量减少管理层次。

凡是组织都有层次结构。管理层次的多少与管理幅度有密切关系。组织规模越大，层次就越多。如果层次过多，不利于信息的上传和下达，一般从最高领导层到基层领导以 2~4 个层次为宜。

三、组织的职能和作用

（一）组织的职能

组织的职能是管理者为实现组织目标而建立合理的组织结构、岗位设置、人员分工、职能划分等工作。组织的职能包括以下内容。

1. 组织能够使每一个组织成员充分认识自己　使组织成员了解所进行的工作对实现组

织目标的作用,使各成员按照组织目标所指引的方向完成工作。

2. 将工作进行分组归类　使组织成员充分认识到自己的工作责任和拥有的权力,并能正确应用。

3. 将各种职务组成部门　为组织成员提供工作环境,确定各部门的职责范围,赋予相应的职权。

4. 组织具有适应和变化的功能　能及时调整和改善自身结构,使各部门及工作人员的职、权、责更加明确合理,以适应组织活动与社会大环境的发展变化。

5. 建立组织内的信息沟通渠道　与其他管理职能配合,保证组织内各项活动正常有效地运转,实现组织高效率。

（二）组织的作用

1. 组织工作是合作劳动的必要条件　管理是在一定的组织中实施的,为了达到共同的目标,把分散的个体有效组合,形成组织。组织中的每一个成员都必须按照一定的分工担负某项工作,同时与跟自己工作有关的其他人协调配合,实现单独个体无法达到的目标,使组织的产生和存在成为必要。

2. 组织工作是实施管理其他职能必不可少的前提　如果没有组织,计划工作、领导工作、控制工作将是一纸空文,无实际意义。

3. 组织工作是提高管理效率的重要途径　组织质量是管理质量的基础。通过良好的组织管理,达到分工合理、职责明确、人际关系和谐及各层次、各部门之间相互协调的良性状态,从而使管理效率大大提高。

4. 组织工作是实现组织目标的保证　组织目标的确定为组织活动明确了方向,设计并维持一种合理的组织结构为组织活动提供了实现目标的基本条件。

第二节　组织设计和组织结构

要合理地组织各层次管理者的工作,把每个管理者安排在适当的位置上,充分发挥其职能作用,首先应设计、绘制一份优秀的组织蓝图。

一、组织设计

（一）组织设计的概念

组织设计是指把实现组织目标所需的各种资源进行合理组合和建构,形成相对稳定的、职责关系明确的组织结构的动态设计过程。通过组织设计,力求用最少的资源获得最大的效益。组织设计对组织功能的发挥具有十分重要的作用。

（二）组织结构设计的程序

组织结构设计是一个复杂的工作过程。组织结构设计一般有两种情况:一是对新组建的组织进行组织结构设计;二是对原有组织结构进行调整和完善。虽然情况不同,设计的内容各有偏重,但组织结构设计的基本程序是一致的。组织设计的基本程序如下。

1. 目标和宗旨设计 该过程帮助设计者对组织进行定位,明确组织的社会价值及组织的发展方向,这是整个组织设计的指南,所以组织设计过程中均需考虑是否是实现组织目标和宗旨所必需的。

2. 职务和职能设计 确定组织的方针和目标,如组织管理层次人员是多还是少,是实行集权管理还是分权管理等。进行管理业务的总体设计,根据组织目标设置管理职能层次,并层层分解为具体业务和工作。

3. 组织结构设计 设计各个管理层次、部门、岗位及其权责。

4. 联系方式设计 设计纵向管理层次之间和横向管理部门之间的信息交流、控制、协调方式等。

5. 管理规范设计 主要设计各项管理业务的工作程序、工作标准、管理工作应达到的要求及管理方法和管理人员的规范等。

6. 各类运行制度的设计 如各部门中的人员配备制度、激励制度、考核制度和培训制度等,将组织运行过程中出现的新问题、新情况及时反馈,定期或不定期地对原有的组织结构设计进行修正,使其不断完善。

二、组织结构

组织结构是实现组织目标的必要条件。一个组织中的成员要进行合作劳动,达到共同的目标,最重要和最基本的问题就是要建立一套科学、合理的组织结构。没有一套合理的组织结构,管理就无从谈起,组织目标就不可能实现。

(一)组织结构的基本概念

组织中对各个组成部分的搭配和排列称为结构。组织结构是表明组织各部分排列顺序、空间位置、聚集状态、联系方式以及各要素之间相互关系的一种模式,是整个管理系统的"框架"。组织结构在管理系统中起到"框架"作用,有了这个"框架",系统中的人、物和信息才能正常流通,并使组织目标的实现成为可能。

(二)组织结构的类型

组织结构有五种基本类型,即直线型、职能参谋型、直线-职能参谋型、矩阵型以及委员会组织结构。管理人员在这些类型的结构框架中协调人们的活动,但在现实中,大部分组织并不是一种类型,而是多种类型的综合体。

1. 直线型组织结构 这种结构简单而权力明显,职权从组织上层"流向"组织基层,又称单线型(图4-1)。下属成员只接受一个上级的命令,所有的人均明确上下级关系。优点是个人责任和权限明确,工作间的联系、协调较少,较容易迅速做出决定。缺点是当组织规模较大、业务较复杂时,管理职能集中由一人承担比较困难,不利于专业分工原则,可能造成管理者主观专断、滥用权力的倾向。例如在规模较大的医院中,临床护理、教学、科研等多项复杂的管理活动由一人负责比较困难。

直线型组织结构适用于组织规模较小、任务简单的机构。

2. 职能参谋型组织结构 这种结构又称多线型(图4-2),是职能部门或岗位为分管某项业务而设立单位,有一定职权,各职能部门在分管业务范围内直接指挥下属。优点是管理分工较细,能充分发挥职能机构专业管理作用,减轻上层管理者负担。缺点是多头领导不利于组织统一指挥,职能机构横向联系差,当环境变化时适应性差。在实际工作中,纯粹的此类型组织结构较少。

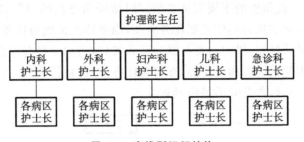

图 4-1　直线型组织结构

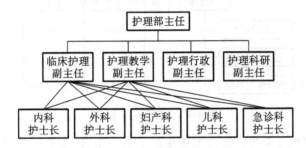

图 4-2　职能参谋型组织结构

3. 直线-职能参谋型组织结构　直线-职能参谋型结构结合了直线型和职能参谋型组织结构的优点(图 4-3)。这种组织结构的特点是它把组织管理机构和人员分为两类:一类是直线指挥部门和人员,在自己的职责范围内有一定的决定权,对其下属进行指挥和下达命令,并对自己部门的工作负全部责任;另一类是参谋部门和人员,它是直线部门的参谋,对下属直线部门只能提供建议和业务指导,在特殊情况时可指挥下属,并对直线部门主管负责,以保证各项组织任务的完成。这种组织结构的优点是既可统一指挥、严格责任制,又可根据分工和授权程度发挥职能人员的作用。缺点是部门间沟通少,协调工作较多,各职能部门之间目标不统一时,容易发生直线领导和职能部门以及职能部门之间的职权冲突。这种结构是实际工作中应用最多的一种类型。

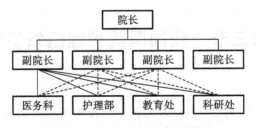

图 4-3　直线-职能参谋型组织结构

4. 矩阵型组织结构　矩阵型组织结构是在直线-职能参谋型组织结构建立的垂直形态组织系统基础上,再增加一种横向的领导系统,即形成组织目标管理与专业分工管理相结合的组织(图 4-4)。矩阵型组织结构在职能机构方面按业务管理性质分设。如医院在一定时期内都有中心工作(如创等级医院、建专科中心、抗洪救灾、战备保障等),都要求多个职能部门通力协作才能完成,这时就需要设立临时性和常设性机构。这些机构的人员一般从职能科室或业务科室人员中抽调。这种工作小组或委员会构成了一个横向的领导系统。在此种组织中,命令路线有纵横两个方面。直线管理部门有纵向指挥权,按职能分工的管理者有横向指挥权,由此形成矩阵型组织结构。此组织的下属人员必须同时接受两方面的领导,即在工作业务方面接受原单位的垂直领导,而在执行具体规划任务方面,则要接受该规划任务负责人领导。矩阵型组织结构的优点是:灵活性强,横向联系与纵向联系较好,适用于具有创新性质的工作;综合协调能力较强,具有较大的机动性和适应性,在科研任务多、抢救任务多、医教研防业务复杂的医院中经常被采用,是一种行之有效的组织形式。

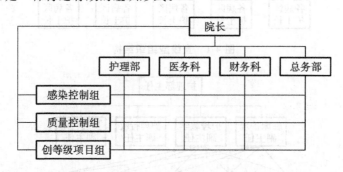

图 4-4　矩阵型组织结构

5. 委员会组织结构　委员会常与上述组织结构相结合,主要起咨询、合作、协调作用,由来自不同部门的专业人员、专家等组成,研究各种管理问题。医院和护理组织经常使用此形式,例如医院感染管理委员会、护理教育委员会、质量管理委员会、职称评审委员会等。

委员会的组成应考虑的因素有:成员应具有高度的个人意愿,即所谓的使命感、时间及精力等;应由具有不同工作经验及教育背景的成员组成,如护理职称评审委员会由护理专家、护理行政领导者等组成。

委员会的优点:可以集思广益,防止权力过度集中;利于沟通;能够代表集体利益,具有一定权威性,易获得群众信任;促进管理人员成长。缺点:耗费时间;职责分离;有些参与讨论的人不负责执行决议和责任少,对落实组织决定不利。

第三节　我国医院护理组织系统

我国医院护理组织系统是根据我国医院护理工作的实际需要而建立的,对于组织全院护理人员有效地开展护理工作,不断提高护理工作质量和科学管理水平具有十分重要的意义。

一、医院护理组织系统

根据国家卫生与计划生育委员会关于加强护理工作领导,理顺管理体制的意见要求,目前大部分医院护理行政组织实行院长领导下的护理部主任-科护士长-护士长三级管理体制或总护士长-护士长二级管理体制。

300 张病床以下的医院,设总护士长 1 名,实行总护士长-病房护士长二级管理体制。

300 张病床以上的医院,或病床不足 300 张,但医、教、研任务繁重的专科医院,都要设护理部,包括护理部主任 1 名,副主任 2～3 名;其中 100 张病床以上或 3 个护理单元以上的大科,以及任务繁重的手术室、急诊科、门诊部,设科护士长 1 名。

500 张病床以上的医院要逐步创造条件设专职的护理副院长,并兼任护理部主任,实行三级管理体制。

二、护理部的地位和职责

(一) 护理部的地位和作用

1. 参谋助手作用　现代医院管理日趋复杂多变,护理部作为医院的职能机构应主动当好院领导的参谋和助手。一是根据护理工作的规律、特点和任务,在调查研究的基础上,定期分析、评估护理工作形势,及时提供有关资料、信息和建设性意见,为领导决策服务;二是在贯彻实施领导决策的过程中主动搞好跟踪检查,及时发现问题,反馈信息,为院领导调整计划提供科学依据,为实现医院总目标服务。

2. 组织指挥作用　按照医院组织结构的规定,护理部在院领导的授权下,在业务工作范围内可行使组织指挥职能。如对护理活动中的人、财、物、时间和信息等卫生资源进行合理组织,使人尽其才、物尽其用。

3. 协调沟通作用　医院的护理组织机构是一个由各个相互联系又相互区别的专业组成的多层次的有机整体,不仅内部关系错综复杂,而且与外界环境也有着千丝万缕的联系。因此,协调好各种关系和沟通各方面的信息,建立和维持医院良好的内外关系,使护理工作保持正常运行是护理部的重要工作。

(二) 护理部的职责

1. 负责行政和业务管理工作　在院长或护理副院长的领导下,护理部负责全院的护理业务和行政管理,参加医院的学术委员会、医疗事故技术鉴定委员会、医院感染管理委员会等组织活动。

2. 负责制订护理计划并组织落实　制订护理工作的长远规划和根据医院中心任务安排具体计划并组织落实。负责制订和修改全院护理规章制度、护理常规、护理技术操作规程及护理质量标准等,并组织实施、检查与评价。

3. 加强对护士长的培养与领导,提高其业务水平和管理能力　组织各层次的临床护理教育、护理科研和技术更新,并结合临床经验,开展学术交流。组织、领导护理专业学生及进修人员的临床教学,认真完成教学与实习计划。

4. 建立和健全护理组织系统　合理配备人员,与人事部门合作搞好护理人员的调动、任免、晋升、奖惩工作。实施护理人员教育与业务技术训练,提高护理管理人员和护士的素质。定期检查、评价护理质量,防止差错、事故的发生。

5. 制订护理技术操作规程　制订护理常规和护理文书书写标准并组织实施及检查指导,不断分析、评价、提高和创新,达到护理质量评价指标要求,做好护理资料统计工作。

三、护理工作与各部门的关系

护理工作与医疗、医技、行政、后勤管理等职能部门并列,相互支持、相互配合,共同完成医院的各项工作。

（一）护理与医疗部门之间的关系

随着医学模式的转变和整体护理的开展，护理在临床工作中的作用日益突出，医护关系已转变为"并列-互补型"。"并列"是指医疗和护理是贯穿疾病治疗整个过程中的两个并列要素，发挥着同等重要的作用；"互补"是指医护交流信息，互相协作，互为补充。

（二）护理与医技部门之间的关系

护士应了解各医技科室的工作特点和规律，本着团结、互助、合作、共事的精神为医技人员提供方便和支持，同时医技人员必须为护理提供及时、准确的依据。

（三）护理与行政、后勤部门之间的关系

行政、后勤工作是医院工作的重要组成部分，是护理工作正常进行和提高护理质量的保证，是医院正常运转不可缺少的环节。护士要尊重行政、后勤人员，珍惜他们的劳动成果，与他们共同做好病人的服务工作。

第四节　护士长管理

护士长是医院基层科室护理工作的领导者和组织者，起着承上启下、沟通左右的作用。护士长既要参与科室行政管理，负责护士的全面管理，又要协调医护、护患及各科室之间的关系。护士长管理能力的高低、工作质量的优劣、责任心的大小、服务态度的好坏，都会直接影响护理质量。因此，护士长不但要掌握熟练的护理技术和专业知识理论，还应具有较高的领导艺术和较强的科学管理能力。

一、护士长素质

护士长作为护理管理的基层管理者，要带好一班人，单靠行使上级赋予的权力是不够的，必须不断加强自己在品德、才识、能力等方面的修养。只有不断地提高自身的综合素质，在护士中树立起较高的威信，才能在病区护理管理中发挥主导作用。

（一）政治思想素质

政治思想素质是指领导角色的政治立场观点、辨别能力和敏锐性、正义感。良好的政治素质是指热爱护理专业，牢固树立全心全意为人民健康服务的思想，有高度的同情心，有强烈的事业心和责任感，有勇于奉献的精神。护士长要以身作则，严于律己，一丝不苟，为人正直，诚实待人。无论在业绩或困难面前都能保持不骄不躁心理，能以理智态度抑制非理性的冲动，体现管理者的良好修养。

（二）专业技能素质

专业技能素质是指要有丰富的社会科学知识、人文科学知识、医学科学知识、护理专业理论知识以及实践经验。随着护理学科的发展，护士长需要不断"充电"，更新知识，以适应新形势的要求。护士长应具有娴熟的护理操作技术，能指导、培训全科的护士，提高其业务水平，并胜任带教工作;善于组织和指挥危重病人的抢救工作;善于组织、制订切实可行的学习计划,营造学习和学术氛围,从而提高护士参与业务学习的自觉性;指导护士总结经验、撰写护理论文,以理论指导实践。

(三)管理能力

1. 具有较强的组织和管理能力　善于发现人才,使用人才,能以最佳的方式把个体组合起来,取长补短,充分发挥护士的长处,形成一个强有力的战斗集体,从而高质量地完成各项护理工作。

2. 全面负责病区管理工作　在千头万绪的工作中,能够抓住重点,合理安排时间,把精力用在最重要的工作上,次要的工作授权给他人做。

3. 具有较强的观察和分辨能力　善于观察病人的病情变化;善于观察和化解个别护理人员之间、医护之间在工作上的矛盾;在处理问题时,能坚持原则、明辨是非、秉公办事。

(四)人际关系和沟通技术

护士长充当了承上启下的角色,要处理各种复杂的人际关系,必须具有良好的沟通技巧。护士长要善于用简练的语言表达自己的意图;善于交往,能够与各种不同意见的人沟通思想。对上级要尊重、服从、理解;对下级既要严格要求,又要关心爱护,虚心向下级学习,经常开展谈心活动,主动征集下级对自己工作的意见和建议,努力做好病区的各项工作。

(五)心理素质

护士长应具有稳定的情绪、乐观向上的心态和自我调控的能力,扬长避短,充分发挥自己的个性特点,塑造完整的个性。护士长还要保持良好心境,努力为医务人员营造轻松、愉快的工作环境。

(六)身体素质

基层护理管理具有脑力和体力相结合的复合型劳动特点,要求护士长有健康的体魄和旺盛的精力,朝气蓬勃地带领护士完成繁重的护理任务。

二、护士长角色模式

角色是描述一个人在某个位置或某种状况下被他人期望的行为总和。对护士长角色的要求如下:严格执行各项规章制度和岗位职责;满足病人的需要,树立良好的护理专业价值观;满足护士群体利益的需要;加强与护理相关部门、科室、人员的有效沟通与合作等。

护士长在基层护理管理中扮演着多种角色,归纳为以下11类。

(一)领导者

护士长在病房8小时在岗,24小时负责,指导、带领病区护理人员共同完成护理任务。护士长要以身作则,言传身教,起到表率作用。

(二)联络者

护士长在工作中不断与护理人员、上级领导、医生、医技人员、病人及家属、后勤人员等进行沟通,使医院人群构成一个有机整体,协调、处理有关问题,保证各项工作有序进行。

(三)代表者

在处理行政、业务工作中,护士长代表病区参加护理部或院方的各种会议并接待来访人员,介绍病区环境和设施等,被称为"病区的象征"。

（四）监督者

监督并审核病区的各项护理活动与资料。护士长应深入病房,检查各项措施落实情况,查对、处理医嘱,检查护理技术、护理质量,听取病人及家属反映的问题,监督维护病房秩序等。

（五）宣传者

护士长应充分发挥上传下达的桥梁作用。通过主持召开病区的有关会议,及时将上级文件、指令、政策精神传达给护理人员;宣传党和国家的路线、方针、政策、规定及护理学科新进展;同时收集病人、病人家属及护理人员的信息,上传给上级管理部门。

（六）护士、病人代言人

护士长首先要关心、爱护、尊重、理解护士,对自己的下属要以诚相持,做护士的知心人,尽量满足下属的群体利益。护士长代表护理人员与其他业务人员协商业务工作,与行政后勤部门协商为护理人员争取权益,同时护士长又要代表病人的利益,反映病人和家属的要求,与有关人员联系和沟通,为病人解决困难,尽量满足他们的需求。

（七）计划者

护士长规划病区护理业务,制订年、季、月、周工作计划,提出工作改进方案;指导护理人员制订、修改病人护理计划;提出修改病区有关规章制度、护理人员岗位职责的意见和建议,调整工作程序,并在实践中不断改进,使护理工作有章可循。

（八）冲突调解者

病区任何人员之间发生矛盾和冲突,护士长都应作为调解人,及时调停解决冲突,化解矛盾,避免矛盾激化。

（九）资源调配者

护士长负责病区资源的分配。包括人力资源的分配,如排班、明确职责和任务等;物力资源的分配,负责各种医疗仪器、设备、文具用品的计划、申请、领取、保管、维修和分配使用。

（十）协商谈判者

护士长要经常与有关部门人员进行正式、非正式的协商和谈判,如申请调整或增派护理人员,增添医疗仪器设备,改善病房环境,讨论护理人员的培训计划、福利待遇及医护协作等问题。

（十一）学科带头人

护士长要善于学习和掌握用于临床的一系列新的检查、诊断、治疗和护理方法以及新的医疗、护理设备的应用,不断更新知识、拓展自己的知识面,带领全科护理人员加强护理新理论、新知识、新技术的学习,积极开展护理科学研究,总结新经验,成为学科带头人。

三、护士长岗位职责

护士长是医院护理系统中最基层的管理者,在病房护理管理中承担着重要的管理职责,要对护理工作人员、技术、设备和信息等诸因素科学地进行计划、组织、控制和协调,预见工作中的薄弱环节,采取有效措施,实现护理质量最优化。

（一）负责制订工作计划

在护理部主任的领导和科主任的业务指导下,根据护理部及科内的工作计划和目标,结合本病区具体工作情况,制订本病区的具体工作计划和目标,并组织实施,定期进行总结,取得经验,推动工作。

(二)负责政治思想工作

负责本病区护理人员的政治思想工作,使其热爱护理专业,加强责任心,全心全意为病人服务。

(三)负责业务技术工作

督促护理人员严格执行各项规章制度和护理技术操作规程,参加并指导危重病人的抢救、护理及复杂的技术操作,做好"传、帮、带";有计划地检查医嘱执行情况,严防出现差错事故;组织本病区护理查房和护理会诊,积极开展新技术、新业务及护理科研;随同科主任和主治医生查房,参加会诊以及新技术、大手术、疑难病例、死亡病例的讨论。护士长还负责指导和管理实习生、进修护理人员,制订教学计划,安排有教学能力的护士带教。

(四)负责病区管理工作

负责本病区护理人员的分工和排班工作,合理安排人力,深入病房了解病人的思想状况,定期召开座谈会,维护护患关系,征求病人对护理工作的意见和建议,制订改进措施,提高护理服务质量;指定专人领取本病区的药品、仪器、设备、被服和办公用品,并分别指定专人负责保管、保养和定期检查,遇有损坏或遗失应查明原因,并提出处理意见;督促检查卫生员、配膳员做好清洁卫生和消毒隔离工作。

四、护士长的培养与训练

护士长是病房护理管理的主体,是护理群体中的带头人、排头兵,如何提高护士长的素质和管理能力是摆在当前医院管理者面前的重要课题。要使护士长成为一个被护理人员拥护的领导者和一个出色的管理者,护理部就必须加强对其培养与训练。

(一)强化培训,增强管理能力

护理管理具有独立性、综合性、科学性和艺术性的特点。实践证明,单凭经验管理是不能适应护理管理发展的。学习是提高素质的主要途径,护士长应以学习护理管理知识及护理专业知识为重点,可采取"请进来、走出去"相结合的方式,即邀请具有丰富管理经验的护理专家、护士长讲学,进行现身说法,解决护士长在实际工作中碰到的问题,还可以将护士长派出去参观学习、参加学术会议、进修等。对新任的护士长应进行岗前培训,并采取定期或不定期、长期或短期、自学、脱产等多种形式进行分层次培训。

(二)到护理部接受锻炼

有计划地抽调护士长到护理部工作,时间为 1~2 个月。在护理部工作期间,对护士长应有明确的任务要求:可指定课题进行调查研究,总结实践经验;应用医学、护理学理论撰写有论据的学术论文;定时到病房重点巡视,查看危重病人的病情和护理情况,并写出书面汇报交给护理部主任,以促进业务水平及写作能力的提高。

(三)定期召开会议

定期召开护士长会议,布置任务,总结工作,交流经验,表扬在管理方面做出突出成绩者,以达到互相学习、互相促进、共同提高的目的。

（四）深入科室具体指导

护理部主任、科护士长应经常深入科室、病房，了解护士长的工作方法、效果及遇到的困难，并及时帮助解决。注意发现典型，总结经验，进行推广。

（五）建立护士长手册

护士长应人手一册统一格式的记录本，记录内容为：①护理部布置的任务；②参加科内会议或护理部会议记录；③护士长会议的重大决议；④科室工作的年、季、月计划；⑤本人的周工作安排和每日工作的重点；⑥护士长业务查房和管理查房记录；⑦科研课题的计划与完成情况；⑧业务学习、教学工作记录；⑨本科室护理质量评价结果。

护理部每月将手册收回一次，审阅后签署意见。对记录质量高者，可组织交流，护士长手册的建立可加强工作的计划性，有利于提高工作效率和工作质量。

现学现用

护士小王调入医院护理部担任在职护理教育干事，小王十分珍惜这次机会，决心做出好的成绩来。她认为护理技能是十分重要的，所以组织了一次全院的护理操作比赛，之后她准备开展全院的不同年龄阶段的护士理论考试，提高护理人员的理论水平。她的做法受到了一些护士的批评，认为这种方法不适应现代护理发展的需要，护理人员想学一些新的护理知识而不是考试加比赛，并希望小王在组织开展一些活动前先征求广大护士的意见，组织一些大家都感兴趣的活动，这件事情令小王很苦闷。

请问：

1. 小王的做法是否正确？她应该如何改善自己的工作？

2. 一个学习型组织的主要任务是什么？

练习与检测

单项选择题：

1. 下列哪项不属于组织职能的内容？（　　）

A. 确定组织目标　　　　　　　　　　B. 将必要的业务工作进行分组归类

C. 与其他管理职能配合并建立组织内的信息沟通渠道

D. 进行业务控制与管理

2. 组织中的层次越少越好，命令路线越短越好。一般说来，从最高领导层到基层以多少个层次（级）为宜？（　　）

A. 0～1　　　　　　B. 1～2　　　　　　C. 2～4　　　　　　D. 4～6

3. 宽幅度与以下哪项因素无关？（　　）

A. 下属有充分的培训　　　　　　B. 有效的会议

C. 下属愿意承担责任和合理的风险　　D. 工作没有重复性，计划不明确

4. 下列哪项是最简单的组织类型？（　　）

A. 直线型   B. 直线-职能参谋型

C. 职能参谋型   D. 矩阵型

5. 下列哪项不是直线型组织结构的优点?（　　）

A. 组织关系简明   B. 各部门目标清晰

C. 权力高度集中于最高领导人   D. 方便评价各部门贡献

6. 下列哪项不属于卫生事业组织?（　　）

A. 药品管理、检定机构   B. 红十字会

C. 妇幼保健机构   D. 卫生防疫机构

7. 关于医学会的描述,下列哪项是正确的?（　　）

A. 卫生事业组织   B. 卫生行政组织

C. 卫生专业人员的学术性团体   D. 同红十字会性质

8. 医院病床编设的原则:三级医院病床数不少于（　　）张。

A. 200   B. 300   C. 400   D. 500

9. 医院的主要功能是下列哪项?（　　）

A. 医疗   B. 教学   C. 科学研究   D. 预防

10. 按照要求,多少张病床以上的医院实行护理部主任、科护士长、病室护士长三级负责制?（　　）

A. 50   B. 100   C. 300   D. 500

11. 在计算机技术广泛应用以前,在组织结构的高层,管理幅度一般为多少人?（　　）

A. 2～4   B. 4～8   C. 8～10   D. 10～20

12. 在计算机技术广泛应用以前,在组织结构的低层,管理幅度一般为多少人?（　　）

A. 1～5   B. 8～15   C. 15～20   D. 20～28

13. 随着计算机技术的日益成熟和广为应用,管理幅度与管理层级的理论也发生着革命性的变化,下列哪项描述不正确?（　　）

A. 中层管理功能正逐渐由计算机完成   B. 组织管理幅度变宽

C. 组织管理层级变少   D. 组织也日益由扁平化走向高耸型

14. 组织图不提供下列哪种信息?（　　）

A. 指挥关系   B. 人、财、物的流向   C. 管理幅度   D. 集中与分散

15. 关于科护士长的设定要求,下列哪项不对?（　　）

A. 100 张病床以上的大科   B. 5 个护理单元以上的大科

C. 任务繁重的手术室、急诊科、门诊部   D. 管理者有权在本科范围内调配护理人员

答案:

1. D 2. C 3. D 4. A 5. D 6. B 7. C 8. D 9. A 10. C 11. B 12. D 13. D
14. C 15. B

（颜玲琴）

第五章　护理控制管理

 学习目标

掌握:控制的概念、原则和实施控制应注意的问题。

熟悉:控制的基本程序和控制在护理管理中的应用。

了解:控制基本的特征。

控制职能是管理活动的五大基本职能之一,它使整个管理过程得以顺利运转,循环往复。早在几十年前法约尔就指出:控制就是核实所发生的每一件事是否符合所规定的计划、所发布的指示以及所确立的原则。

护理管理者在进行各项管理活动过程中,都是以实现护理组织的最终目标和保证护理组织不偏离目标而展开的,也就是说,护理管理的过程实际上就是控制的过程。控制是护理管理的重要职能之一。因此,在医院中,控制工作是从院长、护理部主任到护士长每一位管理人员的一项重要职能。对服务对象来说,护士也是管理者,所以,护士同样具有控制职能。

案例引导

某护士准备为病人张某输液,错拿了王某的治疗单,加药时因其他病人请求帮助而离开,在旁边观看治疗的实习生为尽快帮助老师完成工作,将药液配好后给张某输上。约10分钟后,病人发现所输药液不是自己的,立即要求拔针。

请问:

1. 认真分析导致该案例错输药物的风险事件的主要原因,帮助该病区护士长发现护理安全隐患。

2. 结合本案例,我们应该吸取什么教训?

3. 从管理者角度,你认为在护理过程中该如何实现控制?

第一节 概 述

控制职能是对业绩进行衡量与矫正,以确保组织目标能够实现和为达到目标所制订的计划能够完成。无论计划制订得如何周密,计划不能实现或不能完全实现的可能性总是存在的。为了消除或使这种可能性降到最低程度,组织对计划的执行过程进行有效控制就成了一项十分重要的管理工作。

一、控制的含义

(一)控制的概念

控制是"控制论"的一个重要概念。控制论是美国诺伯特·维纳(Norbert Wiener)于1948年创立的一门新的科学理论。它是研究各种系统控制和调节的一般规律的科学,是"一种能应用于任何系统中的一般控制理论"。几十年来,控制论有了很大的发展,并且随着科学技术的进步,被广泛应用到许多领域。20世纪60年代初期,波兰经济学家奥斯卡·兰格把控制论与经济学结合起来,创建了经济控制论,为经济的发展奠定了科学基础。控制论的原理对管理科学的发展同样有着重要意义,近十年来,现代控制理论在管理科学中的广泛应用,已成为现代控制理论应用的一个重要方面。

控制,简单来说就是"支配"和"驾驭"。从管理学的角度来定义,控制是指管理人员为保证下属的执行结果与计划相一致,对执行中出现的偏差采取纠正措施,以便实现预期目标和计划的管理活动。换而言之,作为管理的一项职能,控制是指主管人员对下属的工作成效进行测量、衡量和评价,并采取相应纠正措施的过程。

(二)护理管理控制

护理管理控制就是护理管理者对护士的工作进行检查,以了解目前工作是否按目标、计划和标准运行,若有偏差就要分析原因并采取改进措施,确保组织目标的实现。护理管理者能否对管理对象的变化状态进行有效的控制,由以下两个主要因素决定:一是有明确的目的;二是要有实现目的的相应手段。例如,护理质量控制,除了制订护理质量标准外,还应具有必要的人力、物力、财力、信息和组织机构。

为了纠正护士的不规范护理行为,护理管理者可能制订新的目标,提出新的计划,改变组织结构,进行人员调整及改进领导方法等。例如,为了贯彻"以病人为中心"的服务宗旨,就必须增加临床护士的直接护理时间,原来由护士进行的领取物品、清洗物品等工作就必须由别人替代完成。护理管理者就会采取纠正措施,改变原来的组织结构及人员配备,改变原有的职能和计划,由后勤部门、供应中心来完成这些工作。有效的控制可将出现偏差的活动拉回到实现目标所需要的正常活动的轨道上来。

二、控制的基本特征

控制是管理的一项基本职能,也是不易把握的一项职能。在许多情况下,人们制订出了良好的计划,也有适当的组织,但由于没有把握住控制这一环节,最后还是达不到预期的目的。实际上无效的控制就会引起计划无效和组织无效。控制活动与决策、执行、指挥及组织等活动是不同的,它有自己的特点。

（一）控制具有目的性

控制作为一种管理职能是普遍存在的,它为组织目标服务。但是不同的组织、不同的层次、不同的工作性质、不同的对象,控制的目的是不一样的。良好的控制必须具有明确的目的。例如,一个生产药品的企业,产品的质量、推销手段可能是影响企业成功的因素,而其中产品质量是占主导地位的,因此,控制产品的质量是关键问题。如控制卧床病人的护理质量,防止压疮的发生是一个目的,目的明确了,控制的工作内容、措施和活动方向也就清楚了。而护理系统中,护理水平、服务质量则是影响质量的最主要问题,因此技术水平的提高及服务质量的改进是护理质量控制的关键目标。无论什么性质的工作都能列举出许多目标,但总有一个或几个目标是最关键的,达到了这些关键目标,其他目标可能随之达到,即使有些次要目标达不到也不妨碍大局。

管理者的任务之一就是要在众多的甚至相互矛盾的目标中选择关键的反映工作本质和需求的目标,并加以控制。它们可能是时间和数量方面的,也可能是质量和成本方面的。对于组织中不同的层次,还可能是物理的、消耗的、资金使用的、程序和方法的、有形和无形的等。管理者的职责是保证选定目标的实现。目的性是控制的一个实质性标志,管理活动无一不具有目的性,而控制也正是为了达到目的所采取的管理手段。

（二）控制具有及时性

控制离不开信息,控制的过程就是获取信息、加工信息和使用信息的过程。较好的控制必须及时发现偏差,获取反馈信息,迅速报告上级,使上级能及时采取措施加以更正。如果信息滞后,往往造成不可弥补的损失。如进口产品检验不合格,过了索赔期,对方就不承担责任。如护士发生差错事故应立即实事求是地报告护士长,以便及时采取措施,防止事态扩大。时滞现象是反馈控制中较易出现的问题,较好的解决办法是采用前馈控制。对管理者来说,知道事情即将会出现总比它们已经失控要好得多。

管理者需要及早了解潜在的危险信息,以便在形势失控前采取必要的纠正措施。例如,在日常的护理质量控制过程中,虽然管理者通过检查工作可获得实施结果,并将结果同标准进行比较,找出偏差,可能不会花费很长时间,但分析偏差产生的原因,并提出纠正偏差的具体方法也许旷日持久,当真正采取这些办法去纠正偏差时,实际情况可能有了很大变化,甚至已经产生了不良影响。所以克服时滞现象,保证信息传导通畅,一旦发现偏差,就要对以后的实施情况进行预测,使控制措施针对将来,这样即使出现时滞,也能有效地加以更正。

（三）控制具有客观性

控制应该客观,这是对控制工作的基本要求。在整个控制过程中最易引起主观因素介入的是绩效的衡量阶段,尤其是对人的绩效进行衡量更是如此。这可能来自两种心理方面的作用,一种是晕轮效应,另一种是优先效应。晕轮效应是一种以点代面的效应,也就是以人的行为的某一点而否认或称赞其全部行为。这种效应很容易引起判断上的主观性,造成评价上的偏差。比如某管理者因为欣赏某人的聪明而包容他的全部缺点,正如人们常说的"情人眼里出西施",就是形容这种晕轮效应。所谓优先效应是指人们往往把第一印象看得更加重要,以至于影响以后对此人的评价,实际上,一个人在第一阶段工作的好与坏只能说明他那时的绩效情况,而不应以此来代替他今后的绩效情况。但是,许多人没有意识到这一点,往往过分看重第一印象,导致为控制系统提供的信息不精确、不客观,使上层管理者收到错误的信息,从而使不深入了解情况的高层管理人员采取不适当的行动。因此,管理者要特别注意自己的评价工作,严防上述两种心理效应在评价工作中出现,因为如果没有对绩效客观的评价或衡量,就不可能有正确的控制。

知识链接

晕轮效应

　　晕轮效应又称光环效应,最早是由美国著名心理学家爱德华·桑戴克提出的。晕轮是一种当月亮被光环笼罩时产生的模糊不清的现象。爱德华认为,人对事物及人的认知和判断往往从局部出发,然后扩散而得出整体现象,就像晕轮一样,这些认知和判断常常都是以偏概全的。

　　心理学家戴恩做过一个这样的实验:先让被测试者看一些人的照片,这些人肤色、着装各不相同。然后让这些被测试者从特定的方面来评定这些人。结果表明,被测试者赋予了那些有魅力的人更多理想的人格特征,如和蔼、沉着、好交际等。

　　事实上,晕轮效应不仅仅表现在通常的以貌取人上,我们还常常以服装来判断别人的地位、性格,以初次言谈断定他人的才能与品德等。在对不太熟悉的人进行评价时,晕轮效应体现得尤其明显。

　　从认知角度讲,晕轮效应是一种以偏概全的主观心理臆测。所以我们应该克服和避免这种错误的心理效应。

　　(1)不要把自己的某些心理特点附加给对方。

　　(2)冷静、客观地对待第一印象,先入为主的第一印象总是会影响你对于以后信息的判断。

　　(3)不要按照预想的类型将人分为不同种类,如教师便是"文质彬彬",商人则是"唯利是图"等。

　　(4)不要以貌取人,在认识他人的问题上我们应该不满足于表象,而是注重了解对方心理、行为等深层结构。

　　总之,晕轮效应是一种非常普遍的心理错觉,在自身尽量避免时,也应该恰当利用来提高自己的人际关系。比方说,对人诚恳一些,即便能力差一点,别人也会对你产生信任。在应聘时,更应该巧妙地运用晕轮效应,把自身的优势充分地展现出来,给招聘者留下一个深刻的印象,从而得到对方的赏识。

(四)控制具有指示性

　　控制还应具有指示性。只是揭示偏差还不够,必须指出谁应对该偏差负责,以及偏差发生于哪一个确切环节,应怎样纠正,这样控制才是有效的。

三、控制的重要性

(一)控制是组织纠正偏差、实现目标的保证

　　管理的根本任务就是保证组织目标的实现。管理活动的动态性决定了组织、部门或个人

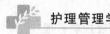

在实现目标的过程中难免出现不同程度的偏差,管理者必须依靠控制系统及时发现问题,并予以解决。

（二）控制是护理质量管理的关键

管理工作的有效性主要通过护理质量反映出来。控制标准的明确化、制度化,对规范组织成员的工作行为、保证护理质量有积极促进作用。另外,控制的监督、检查、评价活动也是护理质量持续改进的关键环节。

（三）有效的管理者应该注意合理授权给下属

管理中经常出现管理者不愿意授权的情况,主要是因为害怕下属犯错误而需要自己承担责任。如果形成一种有效的控制系统,就可以得到被授予权力的下属工作绩效的信息和反馈。管理者可以做到始终督促他人,以保证应该采取的行动事实上已经进行,保证应该达到的目标事实上已经达到。

（四）控制职能与管理的其他职能密切相关

管理的控制与管理计划、决策、人员管理等活动密切联系在一起,作为管理过程的整体发挥管理作用。主要表现在:控制是计划实施的保证,计划是控制的标准和依据;决策目标决定控制内容,控制工作为实现决策目标服务;组织成员的工作成效评价的有效性在许多方面也与控制工作的质量直接相关。

第二节　控制的基本方式与原则

控制工作是一个完整而复杂的过程,是管理人员的主要职责。护理管理者在实施控制时应掌握控制工作的基本方式和基本原则,具有全局观念,面向未来,才能进行有效的控制。

一、控制工作的基本方式

控制的种类很多,不同的控制系统因其条件和外部环境各不相同,因而控制的方式也是不同的。按照不同的划分依据,控制工作的类型可分成多种,常用的分类方法如下:根据控制的性质可以分为预防性控制和更正性控制;根据控制点位于整个活动过程中的位置划分为预先控制、现场控制和结果控制;根据实施控制的来源划分为正式组织控制、群体控制和自我控制;根据控制信息的性质划分为反馈控制和前馈控制;根据控制所采用的手段划分为直接控制和间接控制。

值得注意的是,上述分类方法不是孤立的,有时一个控制可能同属于几种类型。例如,护理部的领导抽查护士工作,既属于过程控制,又属于正式组织控制和反馈控制。如医院对医务人员严格实行准入制度,杜绝无资质人员上岗,这一控制措施既是正式组织控制,也是事前控制,更是预防性控制。大多数组织兼用预先控制、现场控制和结果控制。现介绍如下。

（一）预先控制

预先控制又称基础质量控制、事前控制,是指在活动开始之前就对预期结果进行认真的分析、研究、预测,并采取必要的防范措施,使可能出现的偏差事先就得以制止的控制方法,避免"差之毫厘,失之千里"。它是主管人员运用所得到的最新信息,包括上一个控制循环中所获得的经验教训,反复认真地对可能出现的结果进行预测,然后将它同计划要求进行比较,从而在必要时调整计划或控制影响因素,以确保目标的实现。

预先控制的优越性在于面向未来,克服了反馈控制因时间差使组织造成损失的缺点,其特点就是信息输入是在运行过程的入端,它能在运行过程的输出结果受到影响之前就做出纠正,纠正措施是预防式的。预先控制工作的重点是防止所使用的各种资源在质和量上产生偏差,而不是控制行为结果。

在护理管理中,对护理服务活动开始前的基础质量、要素质量的控制,均属此类控制活动。如护士毕业生入科前的考试、考核,操作前或手术前器械检查,消毒物品在使用前的查对等,都属于此类控制。

(二)现场控制

现场控制又称过程控制或环节质量控制,是计划执行过程中进行的现场观察、检查及指导,以保证活动按规定的程序和方法进行。此类控制的特点是纠正措施用在正在进行的计划执行过程中。管理者通过现场监督检查,指导和控制下属人员的活动,发现不符合标准的偏差时立即采取纠正措施,以确保计划的正确实施。

现场控制是基层管理人员所采用的一种主要的控制工作方法,在护理计划实施过程中,大量管理控制属于这种类型。如病区护士长要监督护士的工作,以保证护理工作任务完成,一旦发现工作有偏差,立即采取纠正措施。在护理管理中,各级护理管理人员的现场检查、督导,尤其是科护士长一日五查房,护理部组织的午间、夜间及节假日查房均属于现场控制。

在进行现场控制时,要注意避免单凭主观意志进行工作,主管人员必须加强自身的学习和素质提高。注意"言传身教"的作用,逐级实施控制,以确保计划及目标实现。

(三)结果控制

结果控制又称后馈控制、事后控制,此类控制是针对最终结果的。控制特点主要是分析工作的执行结果,并与控制标准相比较,分析其原因和对未来的可能影响,及时拟定纠正措施并予以实施,防止偏差继续发展或再度发生。传统的控制办法几乎都是属于这种类型,例如,工厂把次品或废品挑选出来,以保证出厂的产品都符合质量标准,这是典型的结果控制。这种控制位于活动过程的终点,把好这最后一关,阻止错误的势态扩大,有助于保证系统外部处于正常状态。

尽管结果控制有滞后性的不足之处,但却是一种"亡羊补牢"的控制方法,能起到"警钟长鸣"的作用,有利于更好地研究工作规律,并能帮助我们创造性地实现组织目标,因此这一控制方法仍然被广泛使用。

护理管理中常以护理结果的好坏来评估护理的质量,因为用护理结果评定护理质量比较具体,容易获得正确的测量结果,其可信度较高。如对门诊病人或出院病人的护理质量测定,压疮发生率、基础护理合格率、护理差错发生率等护理质量统计即属于此类控制。

由此可见,这种控制工作是一个不断提高的过程,它的工作重点是把注意力集中在执行结果上,并将它作为未来行为的基础。

(四)全面控制

全面控制又称综合控制,包括两种含义:一是指对计划执行全过程的控制,即自输入环节

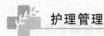

开始至输出结果为止,全面进行预先、现场、结果的控制;二是指全体工作人员均参加控制工作,实施全方位的综合性控制,以确保目标的最佳实现。

全面护理质量管理,其目的就是对护理计划的实施进行全面控制以减少偏差,确保所有工作与既定标准一致,这是最理想的控制工作。

二、控制工作的基本原则

(一)与计划相一致的原则

计划是实现控制工作的依据,一切控制技术和控制系统都应该反映所拟定的计划要求。控制过程的完成就是使实际活动与计划活动相一致。不同的计划内容在设计控制系统、运用控制技术、进行控制活动前,必须建立针对性强的控制系统。例如教学要有教学质量控制标准,控制手段要依据教学计划设计。如对日常护理工作运转情况的控制,就是主管人员对被控人员的检查与监督,发现有无偏离计划的行为与缺陷,督促其按正常程序工作,以确保目标的实现。

因此在设计控制系统,运用控制技术进行控制活动前,必须按不同的计划内容来拟定针对性明确的控制系统。控制标准(如临床护理、护理教学、护理科研、社区保健等)都应按各自的计划要求设计控制系统。

(二)确定标准的原则

确定标准是实现有效控制的策略,客观标准应该由专家建立,有效的控制应有客观、准确、适当的标准。客观的标准可以是定量的,也可以是定性的,但都应当是可以测定和可以考核的。

如各项护理技术操作标准、消毒隔离检查标准、表格书写检查等反映护理质量的控制标准都可以采用定量考核的办法,而对护理人员的素质考核可设计定性标准。

(三)组织机构健全的原则

控制是一种带有强制性的管理活动,要实现有效的控制,必须有强有力的组织机构做保证。

首先,必须使控制机构有职、有权、有责,做到职权责三者的统一。有权就是赋予管理者(控制机构或人员)一定的权力,没有权力就无法对下属实行控制。有责就是明确规定在他们应有的职权范围内应负有哪些责任。其次,被控制的组织机构也要健全、职责明确,否则在执行计划过程中出现了问题或差错就无法找到是哪个单位、哪个人出的问题,无法确定应由哪个部门或哪个主管人员负责纠正,就会失控。

目前,我国的护理管理部门为了强化护理管理、保证护理质量,都建立了多层次的质量监控体系,并配备了得力的主管人员,上下配合,连成质控网络。健全的组织机构和明确的职责,保证了护理工作的正常运转。

(四)控制关键点的原则

有效的控制,特别是对于一个控制大系统的主管人员来说,面面俱到是不可能的,而应该注意那些关键点。对一个管理者来说,随时关注计划执行情况的每一个细节,通常是浪费时间和没有必要的,他们应将精力集中于系统过程中的一些突出因素上。

关键点的选择是一种管理艺术,如护理工作细致并项目繁多,质量控制工作应选择对完成工作目标有重要意义的关键标准和指标,对每项细小环节不必面面俱到。在护理管理中,我们常常见到这样一种情况,有些管理者成天起早贪黑,忙忙碌碌,但管理工作并不出色,完不成上级布置的任务,导致上级不满意,下属有意见。追究起来,其原因是多方面的,但就其管理思想和管理方法而言,主要问题是抓不住重点、抓不住关键、事无巨细,所以他只能是一个忙忙碌碌的事务主义者,而不是一个好的管理者。

(五) 例外情况的原则

例外情况的原则是指管理者要格外对在执行计划中由于突发事件或环境的较大变化而引起的执行偏差进行控制。通常我们制订计划和实行控制是以环境变化不大为前提的,一些预防措施也是针对估计到的、可能出现的变化而提出来的。

但对于一些突发性的事件,或较为巨大的变化是无法估计的,因而管理者对例外情况必须加以关注。如果管理者不予关注,很可能错过极好的机会,或因出现特别坏的情况造成更大的损失。所以,管理者只有注重例外情况的影响,及时调整控制标准和计划,控制工作才能拥有好的效果。

(六) 灵活控制的原则

控制是通过纠正活动中出现的偏差,使被控系统按原计划执行,以实现目标的过程。但在现实管理活动中,可能会发现原计划是错误的,或因突发事件改变了原来的条件,使原计划无法执行,这就要求控制具有灵活性。控制的灵活性要求管理者通过执行实践活动,立即修正计划中的错误;遇上突发事件,顺势而为,果断地采取特殊措施,保持对运行过程的管理与控制,避免造成更大损失和严重后果。

但我们所讲的灵活控制的原则是有条件的,通常情况下控制是不能灵活的,必须原原本本地按计划目标去控制。只有当计划出现问题或遇到特殊的突发事件和重大变化时,才需要坚持灵活性原则,这一点是护理管理者必须注意的。

(七) 行动的原则

控制工作必须坚持对已发现的偏差采取措施纠正。如果控制不采取纠正行动,那么控制就毫无意义。一个正确的系统应当能揭示出哪些环节上出了差错,谁应当对此负责,并能确保采取某些纠正措施。只有通过适当的计划调整、组织安排、人员配备、指导和领导工作等办法来纠正偏差,才能证明控制系统是有效的。

第三节　控制的基本过程

控制的基本过程,不同的管理学家有不同的表述。美国的哈罗德·孔茨在《管理学》(第十版)中将控制的基本过程分为三个步骤:①确定标准;②衡量业绩;③纠正偏差。美国的一位管理学权威斯蒂芬·P·罗宾斯特博士在《管理学》(第四版)中将控制的基本过程分为三个步骤:①衡量实际绩效;②将实际绩效与标准进行比较;③采取管理行动来纠正偏差或不恰当的标准。不同类型的控制其具体工作程序可能各有区别,但其控制的过程是相同的。

一、控制的基本程序

控制是管理者的一项重要职能。控制也是一种管理活动,它同其他管理活动一样具有一定的程序。控制包括以下几个环节。

(一) 确立标准

确立标准是控制的首要环节,是衡量实际工作绩效的依据和准绳。确立标准就是对工作结果进行规范,确定对工作和结果进行衡量的一些关键点。如对护理工作的控制就应制订影响其质量的关键点标准。

确立标准不仅要抓关键点,而且还要使标准便于考核,也就是说要具有可操作性。尽量将标准量化,实在量化不了的或不易于量化的,如对病人服务的态度、工作的热情、人员素质等,要提出易操作的定性标准。护理系统常用的控制标准有以下几种。

1. 时间标准 指完成一定数量的护理操作或做好某项服务工作所限定的时间。例如,某医院要求病人出院、死亡、转科后应在 1 小时内完成床单位的终末消毒。

2. 程序标准 根据操作过程制订的流程标准,如静脉输液、心肺复苏流程等护理操作流程均属于此类标准。

3. 质量标准 指保证护理符合种种质量因素的要求,或是服务方面需达到的工作标准。例如,等级医院评审中所规定的各项质量指标,均属此项标准。

4. 消耗标准 根据服务过程计算出来的有关消耗。

5. 行为标准 对职工规定的行为要求,如医德医风规范、文明用语、服务忌语、仪表要求等。这些标准虽然不能定量化,但是这些定性的标准要求,将会成为职工的行动准则。

(二) 根据标准衡量实际绩效

衡量绩效、找出偏差是控制过程的测量阶段,是用确定的标准衡量实际效果,了解下属的执行是否与上级指令、计划相一致的过程。

管理者首先应对受控系统的资源配置、运行情况、工作成果等进行检测,收集必要的信息,然后将实际绩效与标准进行比较,以确定计划执行的进度以及是否存在偏差。

在一些活动中,出现一些偏差是难免的,但要确定偏差的性质、偏差的影响范围、偏差发生的大小和方向、偏差发生的时间,以便提供纠正措施所需要的最适当的依据。其中确定可以接受的偏差范围是非常重要的,如 500 张病床以上医院的医院感染率应低于 10%,超过此范围则不达标。

在工作中可以通过个人观察、口头汇报、书面汇报、统计报告等方法来收集实际工作绩效信息。其中个人观察能提供第一手资料,反映了实际工作的状况,内容非常广泛,如肿瘤病人化疗的效果、病房的环境、护士技术操作水平及服务态度等。口头汇报是一种有反馈的、快捷的传达信息方法,但不便存档。书面汇报的信息虽说稍慢,但比口头汇报更正式、精确和全面,且易存档查找。通过计算机获得的统计报告,信息传递快、准确、易存档查找,现已广泛使用。

(三) 纠正偏差

纠正偏差就是使系统重新进入预先规定的轨道,实现其原定目标。实现控制最终还要通过采取措施纠正偏差来实现。发生偏差的原因很多,在采取纠正行动之前必须仔细分析,到底错在哪里,有时计划目标错了,有时计划和组织不适应,有时人员不称职或培训不够,有时是设备、技术条件的影响。因此,着眼点应在如何采取纠正措施,防止今后偏差的再次发生上。

产生偏差的原因是复杂的,如调整计划、重新拟定目标、调配人力、设备更新、加强培训和道德教育、加强管理、明确职权分工等。一般情况下不要过多地追究个人责任,以防引起相反的作用。纠正偏差的措施一定要有针对性,纠正偏差就是使被控制对象的行为(或结果)与标准、计划相符。但纠正偏差不是简单地回复到原来的计划中,它包含了许多新东西,也包含对原有计划和标准的修改和调整。

在护理管理中,必须明确护理部、科护士长、护士长的职责与权限,做到事事有人抓,事事有人管;出了问题"对号入座",落实到负责人或具体人身上,并责令其迅速采取补救措施。

二、实现控制应注意的问题

(一) 控制工作应有时效性

控制的效率关系到管理的效率,能否及时发现计划执行中的问题并采取措施予以纠正,对于实现计划目标、提高管理效率至关重要。但是控制时效的提高取决于管理者能否及时得到下属执行计划情况的信息,尤其是实时信息。

在护理管理中,有的管理人员为了本单位的利益,不及时向上级主管部门汇报计划执行中出现的问题,有意隐瞒,使上级部门和管理者不能及时了解情况,实行有效控制。也有些管理者素质低,管理意识不强,思想不敏锐,对执行中发生的问题视而不见,听而不闻,无动于衷,这两种情况都是控制工作中应该避免的。护理管理者应在偏差还未发现之前就准确预见,制订对策,防患于未然。一旦发生偏差,马上采取控制措施,才能把损失减少到最低限度。

(二) 控制工作应有全局观念

在护理管理组织结构中,各个部门、科室等基层单位都是护理管理系统的子系统,虽然各部门都有自己的目标,但是他们必须注重组织的总目标。护理管理中,经常出现这样的情况,管理者进行控制工作时,往往只注重自己本部门的局部目标,而忽视组织的总目标。因此,必须加强对这些人员的全局意识教育,教育他们从整体利益出发来实施控制,将各个局部目标与总目标协调起来。

(三) 控制工作应面向未来

真正有效的控制系统应该能预测未来,预见计划执行中会出现的问题,针对可能出现的偏差,预先采取防范措施。同时,护理管理者在制订工作计划、质量控制标准和控制指标时,不能停留在已有水平上,也不能仅限于目前水平,而应更具有先进性、科学性,应该面向未来、寻求发展、不断提高。

三、控制在护理管理中的应用

控制是一项重要的管理职能,贯穿于护理工作的全过程,是每一位护理管理者都要面临的一项重要工作内容。在护理管理过程中,护理风险管理、护理安全管理、护理成本控制是护理管理者的重要职责。

(一) 护理风险管理

1. 风险的概念及内涵

(1) 护理风险　指在护理活动中客观存在的,因护理行为不当导致病人权益遭受侵害,导致组织机构和相关人员承担不良后果的可能性。医院护理风险可分为三类:病人的医疗护理风险、护士的职业风险、探视者或陪护人员等其他人员的风险。

（2）护理风险事件　包括：①护理差错事件；②护患纠纷事件；③意外事件；④护士违纪事件。

（3）护理风险控制　护理风险控制也是护理风险管理的过程，是指对现有的或潜在的护理风险进行识别、评价和处理，以减少护理风险事件的发生，减小风险事件对病人、探视者、医护人员和医院等的危害和带来的经济损失。

2. 护理风险来源　主要来源于下列因素：病人、护理行为、护理人员、系统因素等。

3. 护理风险管理的程序

（1）护理风险识别　分析什么事情有可能发生护理风险，找出潜在的风险因素和诱因。护理风险识别就是对已知护理风险事件和不可预测的护理风险事件进行判断、归类，鉴定其性质的过程。护理风险识别是护理风险管理工作的基础，因为护理服务过程中病人流动、设备运转和疾病的护理等都是一个动态的过程，所以其实质是对护理风险的一个动态监测过程。

（2）护理风险评估　对已明确的风险事件进行分析，估计损失的严重程度，并尽最大努力降低风险水平的过程。分析护理风险要考虑风险发生的概率、降低风险的可行性方法、风险成本最小化措施等，风险管理重在预防，护理风险评估是预防护理风险的重要方法，也是护理风险管理程序中的重要环节。

目前，临床上已经广泛使用护理风险评估量表，如跌倒评估量表、压疮评估量表等，测出风险水平，制订风险防控措施。各类风险评估量表用于高风险病人的评估和防范，不仅能够有效地规避此类风险，还可以培养护士对风险的预测能力和应对能力。

（3）护理风险控制　针对经过风险识别、风险评估之后的风险问题采取措施，是护理风险管理的重点。

（二）护理安全管理

1. 护理安全　护理安全（nursing safety）是指在实施护理服务过程中，病人不发生法律和法定规章制度允许范围以外的心理、人体结构和功能上的损害、障碍、缺陷或死亡，它包括一切护理缺陷和一切安全隐患，涉及参与护理活动的每一个成员及各个环节。

2. 护理安全与护理风险的关系　有学者认为两者之间有因果关系：护理风险意识低，护理风险系数高，则护理安全系数低；反之护理风险系数低，护理安全系数就高，护理安全保障可靠性大。为了确保护理安全，护理管理者应着力于提高护理人员的护理风险意识。

3. 护理安全管理

（1）病人安全（patient safety）　医疗、护理安全注重的是医务人员自身的安全，通常是指医疗护理过程中有无过失、差错、事故，对病人的安全考虑较少。病人安全是指在医疗过程中采取必要的措施，预防或避免病人出现不良的结果或受到伤害，包括预防错误、偏差与意外等。

（2）病人安全管理　其目的在于使病人免于受到由于医疗照护过程中的意外而导致不必要的伤害。提升病人安全的重点在于降低系统中不安全的设计、操作及行为，从医院的行为、流程、设备、环境、建筑等各方面考虑是否存在有危害病人安全的因素，体现医院对病人的人文关怀，医务人员应当树立"安全第一"的观念。

4. 健全护理安全管理体制　健全管理体制是护理安全管理的保障。①建立和完善医护团队沟通机制，及时评估病人的安全程度和安全隐患。②加强护患沟通管理，护理安全管理是一个持续不断的教育和干预过程，护士要有高度敏感的安全意识，维护护患沟通渠道的畅通，针对病人和家属开展不同形式的安全教育，鼓励他们参与安全管理，营造安全和谐的氛围。③健全质量控制体系，成立护理部-科护士长-护士长三级护理安全管理监控系统，采取科学的质量控制方法,如 PDCA 循环(PDCA 循环的含义是将质量管理分为四个阶段,即计划(plan)、执行(do)、检查(check)、处理(action)),质量管理圈活动等,使护理安全管理工作落到实处。④安全管理的人性化理念,人具有主观能动性,只有管好了人才能管好事。作为护理管理者要与时俱进,不断学习新的管理理念和管理经验,从重点关心问题、解决问题转变为重点关心人,调动人的工作积极性,关心护士、关心病人,护患双方共同参与安全管理,寻求护理安全管理的改进办法,如增加人员配置、改变排班方式、设立护理安全关键点的温馨提示、悬挂警示牌等。

(三)护理成本控制

护理成本控制(nursing cost control)是现代成本管理工作的重要环节,指按照既定的成本目标,将构成成本的一切耗费进行严格的计算、考核和监督,及时纠正偏差,并采取有效措施,使成本被限制在预定的目标范围之内的管理方法。

1. 护理成本概念 指在给病人提供诊疗、监护、防治、基础护理技术及服务的过程中的物化劳动和活劳动的消耗。物化劳动是指物资资料的消耗,活劳动是指脑力和体力劳动的消耗。

2. 护理成本的管理 包括四个方面:①编制护理预算,使有限的资源适当地分配给预期的或计划中的各项活动;②开展护理服务的成本核算,以提高病人得到的护理照顾的质量;③开展护理成本-效益分析,计算护理投入成本与期望产出之比,使管理者能够有效地判定医院花费所产生的利益,是否大于基金的投资成本;④开发应用护理管理信息系统,实时动态地进行成本检测与控制,充分利用有限的资源,不断地提高护理服务的质量。

3. 降低护理成本途径

(1)人力成本方面 力求做到科学编配、合理排班。将年度病人护理级别平均数和工作总数与科室人员进修、培训、产假等因素相结合,分析并确定护理人员的编制人数,以减少直接成本中工资、补助工资、福利费、公务费开支等。

(2)物力成本方面 严格控制护理服务所使用的药品、医用材料及各种低值易耗品的丢失、过期、损坏等浪费现象发生,建立清单,定期清点,使用登记、交接制度,实行零库存。对仪器设备做到专人保管、定期检查和定期维修。

(3)零缺陷管理 这是控制成本最为经济的途径,提倡一次性地将事情做对、做好,减少护理缺陷、差错、事故及护患纠纷的发生。

现学现用

患儿,男,5岁,因支气管炎到某医院门诊进行雾化吸入治疗。护理人员接过其母亲递过来的药,没有认真查对医嘱,错把静脉用药氨茶碱用于雾化给药。事件发生后该护理人员立即报告医生,经检查,该药物未对患儿造成不良影响,但家属发现此事后立即到医院吵闹,从而影响医院的正常秩序。

请问:

1. 结合本案例请谈谈控制的基本方式。护士在操作前要实行什么控制?

2. 在护理工作中如何实施控制?实施控制的注意事项包括哪些?

练习与检测

单项选择题:

1. 注重于对已发生的错误进行检查并督促改进属于(　　)。
   A. 事前控制　　　　　B. 过程控制　　　　　C. 事后控制　　　　　D. 直接控制

2. 在控制的基本过程中,衡量实际工作需要首先解决的问题是(　　)。
   A. 衡量什么　　　　　B. 制定标准　　　　　C. 如何衡量　　　　　D. A 和 C

3. 实施控制的关键性步骤是(　　)。
   A. 选择关键点　　　　B. 拟定标准　　　　　C. 选择控制技术　　　D. 建立控制系统

4. 下列哪项不是控制的基本原则?(　　)
   A. 目的性原则　　　　B. 客观性原则　　　　C. 全面性原则　　　　D. 灵活性原则

5. 有效控制系统的特征是(　　)。
   A. 适时、适度控制　　B. 自我控制　　　　　C. 客观控制　　　　　D. 以上都是

6. 雇员标准属于(　　)。
   A. 反馈控制　　　　　B. 预防控制　　　　　C. 现场控制　　　　　D. 遥控控制

7. 衡量业绩最常用的财务标准有(　　)。
   A. 利润率　　　　　　B. 现金比率　　　　　C. 周转率　　　　　　D. 以上都是

8. 护理成本核算的方法是(　　)。
   A. 项目法　　　　　　　　　　　　　　　B. 床日成本核算
   C. 相对严重度测算法　　　　　　　　　　D. 以上全是

9. 衡量工作绩效的前提是(　　)。
   A. 确定控制对象　　　　　　　　　　　　B. 选择控制的关键点
   C. 建立有效的信息反馈系统　　　　　　　D. 确定适宜的衡量方式

10. 护理成本管理不包括(　　)。
    A. 制订护士工作标准　　　　　　　　　　B. 开展护理服务成本核算
    C. 进行护理成本-效益分析　　　　　　　D. 进行实时动态成本监测与控制

11. 下列哪一项不是控制的理论基础?(　　)
    A. 系统论　　　　　　B. 信息论　　　　　　C. 人际关系学说　　　D. 控制论

12. 控制对象包括(　　)。
    A. 人、财、物、信息　B. 作业　　　　　　　C. 组织的总体绩效　　D. 以上都是

13. 制定标准包括(　　)。
    A. 确定控制对象　　　　　　　　　　　　B. 选择控制关键点
    C. 分解计划目标的过程　　　　　　　　　D. 以上都是

14. 控制论的创始人是(　　)。
    A. 维纳　　　　　　　B. 马斯诺　　　　　　C. 梅奥　　　　　　　D. 泰勒

15. 对于病房护士长来说,最有效的监督方法是(　　)。
    A. 直接观察　　　　　B. 听取汇报　　　　　C. 指派专人监督　　　D. 护士相互监督

16. 根据控制的性质可以把控制分为(　　)。
    A. 预防控制、检查控制及矫正控制　　　　B. 事先控制、过程控制和事后控制

C. 正式组织控制、群体控制和自我控制　　D. 直接控制和间接控制

17. 控制过程的第二步工作主要有（　　）。

A. 分解目标并确立控制标准　　　　　B. 对照标准衡量实际工作绩效

C. 评价偏差及其严重程度　　　　　　D. 采取纠正行动

18. 行为控制不包括（　　）。

A. 直接监督　　　　B. 目标管理　　　　C. 行政控制　　　　D. 预算控制

19. 选择控制关键点时需要考虑的因素有（　　）。

A. 影响整个工作运行过程的重要操作与事项

B. 能在重大损失出现之前显示出差异的事项

C. 选择若干能反映组织主要绩效水平的时间和空间分布均衡的控制点

D. 以上都是

20. 现场控制又称（　　）。

A. 直接控制　　　　B. 间接控制　　　　C. 事前控制　　　　D. 过程控制

答案：

1. C　2. D　3. A　4. C　5. D　6. B　7. D　8. D　9. C　10. A　11. C　12. D　13. D

14. A　15. A　16. A　17. B　18. D　19. D　20. D

（徐　娇）

第六章　护理人力资源管理

学习目标

了解：护理人力资源管理的意义。

熟悉：护理人员教育与教育的原则，护理人员教育与教育的形式和方法。

掌握：护理人员编配及编配原则，护理管理岗位职责及任职资格，护理人才的考核与晋升方法。

运用：根据护理人员配置进行合理的护理人员分工和排班。

护理人力资源管理是通过对医院护理人员进行合理安排和有效利用，使人尽其才、才尽其用，让组织中每个护理人员的长处都能得到发挥并取得最好的护理工作绩效，进而最大限度提高组织效率。护理人力资源管理是将护理人员作为生产力来看待，因为护理人员是医院生存和发展的重要组成部分。护理人力资源管理的内容涵盖医院护理人力资源规划、人员编配、选择聘用、教育、考核奖惩、技术职务晋升以及制订相关人事政策等。

案例引导

某三级甲等医院有病床1200张，根据国家卫生与计划生育委员会《医院分级管理标准》的要求，请问：

1. 全院应设多少工作人员？应设多少护理人员？
2. 护师以上职称人员应有多少？

第一节　护理人员编配

护理人员配置是医疗卫生保健机构为满足社会对护理服务的需要，科学分配护理人力，使人员与护理服务活动合理匹配的过程。护理人员配置是护理人力资源管理的重要环节，护理人员配置管理的主要作用是对护理人力进行有效组合，侧重于对护理人员潜力进行开发和利用。科学地编配护理人力,有利于发挥医院的整体功能和加快医院的建设和发展。

一、护理人员编配原则

(一) 科学配置原则

科学配置是指组织人员的配置数额与组织任务要求具有科学性。护理管理部门应在分析护理业务范围、种类和服务对象需求的基础上确定人员配置数额。基本方法有三种:①比例配置法:按照医院规模和床位数,根据卫生行政部门要求的床位与人员比例进行护理人员配置。②分类法:按照病人分类、病种分类等测算护理人力需要。③工时测定法:通过对护理工作量和消耗时间之间相互关系的研究,确定护理人员数量。

(二) 成本效率原则

人力资源管理的出发点及最终的目的都是提高组织效率。因此,在护理人力资源配置过程中,管理者要重视护理人员的能级对应,做到人尽其才、才尽其用。此外,对护理人力资源的合理排列和组合,以及根据护理工作任务和工作量的变化及时调整人员配置也是提高工作效率、降低人员成本的途径。

(三) 结构合理原则

护理单元整体效率不仅受个体因素影响,还直接受到群体结构的影响。管理研究证明,人力资源的优化配置是取得良好组织整体效应的关键。护理单元或部门的群体结构是指本部门不同类型护理人员的配置及其相互关系。结构合理化要求护理人员在专业结构、知识结构、智能结构、年龄结构、生理结构等方面形成一个合理的整体护理群体,形成护理人员能级对应和优势互补的群体工作气氛。

(四) 个人素质与岗位对应原则

护理人员的个体素质包括个人的年龄、性格、智能、气质、价值观、工作动机、专业技术水平、工作经验等。这些因素不仅对部门的护理工作有直接的影响,而且同个人素质之间也存在一定的制约关系。管理者在分析个人特点与岗位要求的基础上实现个体与具体岗位的最佳组合,也是有效利用护理人力资源、调动护理人员工作积极性的配置原则之一。

二、护理人员的编配

(一) 按原卫生部《编制原则》编配

1. 综合医院人员编制比例　原卫生部 1978 年颁布的《综合医院组织编制原则试行草案》(简称《编制原则》)规定,综合医院病床与工作人员之比,按医院规模和担负的任务分为三类:300 张床位以下的按 1:(1.3~1.4)计算;300~500 张床位的按 1:(1.4~1.5)计算;500 张床位以上的按 1:(1.6~1.7)计算。以上病床数与门诊人次数之比为 1:3,门诊人数每增加100,工作人员则增加 5~7 人。各类人员的比例为:行政管理和工勤人员占总编制的 28%~30%,其中行政管理人员占总编制的 8%~10%,卫生技术人员占总编制的 70%~72%,在卫生技术人员中,医生占 25%,护理人员占 50%,其他卫生技术人员占 25%。

2. 护理人员的编配比例

(1) 病房护理人员配备　以每名护理人员担当的病床工作量计算病房护理人员编制数(表 6-1)。

表 6-1　每名护理人员担当的病床工作量

科室	日班/h	小夜班/h	大夜班/h
内外妇科	12～14	18～22	34～36
儿科	8～10	14～16	24～26
耳鼻喉科等	14～16	24～26	38～42

（2）其他科室护理人员的配备　①急诊室护理人员与床位之比为(1～1.5)∶100；②婴儿室护理人员与婴儿床之比为1∶(3～6)；③注射室护理人员与病床之比为(1.2～1.4)∶100；④供应室护理人员与病床之比为(2～2.5)∶100；⑤观察室护理人员与观察床之比为1∶(2～3)；⑥手术室护理人员与手术台之比为(2～3)∶1；⑦助产士与妇产科病床之比为1∶(8～10)；⑧ICU护理人员与病床数之比为1∶1。

（3）护理管理人员的配备　各护理单元设护士长，病床多时可设副职。护理部正、副主任（总护士长）及科护士长的配置见后。

3. 护师以上专业技术职务的岗位设置及配置比例

（1）一般病房　护师，每15～40张床设1名；主管护师，每30～40张床设1名；正副主任护师，在医、教、研任务较重，护理专业技术要求较高，具有3种专业和床位在150张以上的大科室设1～2名。

（2）手术室　护师，每2张手术台设1名；主管护师，开展4种以上专科手术者，每6～8张手术台设1名；副主任护师，开展专科手术种类多、技术复杂者，8张手术台以上设1名。

（3）急诊室　护师，每5名护士设1名；主管护师，在有内、外、妇、儿科以上的综合急诊室，每2～3名护士设1名；副主任护师，急诊科设1名。

（4）门诊各科及其他科室　根据工作任务和所需护理专业技术水平，配备各级护师。

（5）护理部　主管护师若干名；正、副主任护师1～3名。

（二）按实际工作量编配

1. 进行工时测定直接确定工作量　工时测定即对完成某项工作任务全过程每一环节必须进行的程序和动作所耗费时间的测定。工时测定是确定工作量的最基本方法，可按以下步骤进行。

（1）首先确定被测定的护士能正确地、熟练地掌握测定项目的操作技术方法。

（2）列出所测项目全部必需的操作程序。

（3）测定每一程序所需时间。每步骤所耗工时之和称为总工时。

（4）根据个人经验或在不同时间反复测定，对所测定项目的误差用百分比的形式进行加减。

（5）由于有些操作者因精神紧张等因素而造成误差，患者个体差异也可导致所用工时不等，因此可由数名操作者对同一项目同时进行操作或同一名操作者对不同病人进行多次操作来测定工时，取其平均值。

2. 利用已测定的平均工时表间接推算劳动量　即利用国家规定的标准工时表或其他单位已测定的工时表进行推算。根据我国分级护理标准要求，计算出的各级病人护理工时为：每位病人一级护理所需时间约4.5小时，二级护理所需时间约为2.5小时，三级护理所需时间约为0.5小时。利用现成的工时表时，各单位应注意结合实际情况进行对比和校正。

3. 按工作量计算护理人员编制 目前,多数医院是按分级护理测定各类病人所需护理工时来计算实际工作量的。现简要介绍按工作量计算护理人员的编制方法。

(1) 各类病人所需护理项目及其分类 根据护理质量标准要求,各类病人所需护理项目可分为直接护理和间接护理。直接护理项目是每日直接为病人提供护理服务的护理活动,如晨间护理,肌内注射,输血,输液,测量体温、脉搏、呼吸等。间接护理项目是指为直接护理做准备的项目,以及沟通协调工作,如参加医生查房、护士查房、处理医嘱、输液及注射前的准备工作、领取交换物品、交接班等。

(2) 按工作量计算编制的具体方法如下。

公式1如下:

$$应编护士数 = \frac{各级护理所需时间}{每名护士每天工作时间} + 机动数$$

实施动态管理时,若有一位病人由三级护理改为一级护理,需增加 4 小时工作量,需增加 0.6 人。一位病人由二级护理改为一级护理,需增加 2 小时工作量,需增加 0.3 人。如新入院一位一级护理病人,需增加 4.5 小时工作量,需增加 0.7 人。

公式2如下:

$$应编护士数 = \frac{病房床位数 \times 床位使用率 \times 平均护理时间}{每名护士每天工作时间} + 机动数$$

机动数一般按 17%～25% 计算,是对全年法定假日及护士产假、病假等缺勤的补充。

三、影响护理人员编配的因素

护理人员编配受到许多因素的影响,包括护理人员个人和集体的条件、护理人员不同分工方式、卫生资源和管理目标以及社会和自然条件等。主要影响因素如下。

(一) 承担任务的轻重和工作量的大小

不同等级的医院、护理人员所承担的任务和工作量有所不同,三级医院护理人员除了完成符合标准的常规工作量和各项统计指标外,又因经常收治疑难病人、急危重病人和突发事件的抢救任务等而加大工作量;医院整体护理病房的开展,对护理人员的数量和质量提出了更高要求;专科特色的发展和新的诊断治疗、仪器设备使用,也都需要编配专科护理人员。

(二) 人员数量和质量因素

工作量的大小与人员数量成正比,随机工作量也要求在保证质量的基础上完成。人员数量固然重要,更重要的是人员素质及工作质量。在护理人员编配中要合理定编,尽可能用技术、品德、心理素质好的人才,编制少而精,通过培养训练,提高护士的个体素质和集体工作效率。

(三) 人员比例和管理水平

医院内各类人员比例应达到国家规定的医院人员编制要求,否则将直接影响护理工作效果。护理管理者与医院行政、医技、后勤部门相互配合的程度,也影响着医院的管理水平。此外,医院护理人员中,女性占绝大多数,国家有政策要求妇女"五期"受到保护,因此护理人员的假期多。以上这些因素均应考虑在内。

(四) 社会因素和条件差异

医院在社会中的地位和护理服务对象的年龄、文化、经济等条件,都会影响到医院人员编制,护理人员的编配要符合我国社会的实际状况。在不同地区、不同条件的医院,所需的人力也有所不同;医院内装备、布局和自动化设备的先进程度等,也是影响人员编配的因素。

（五）政策法规

一些政策法规,如公休日、产假、病事假、教育培训等方面的政策法规,也可影响护理人员的编设。

第二节　护理人员分工和排班

医院内护理服务质量与护理人员的分工有着密切的联系。科学的护理分工方式,既能满足病人需要,又能调动每个护理人员的积极性。

一、护理人员的分工

（一）按职务分工

按职务分工,包括按行政职务分工和按技术职务分工。按行政职务分工,包括专职护理副院长,护理部正、副主任,科护士长,护士长。按技术职务分工,包括正、副主任护师,主管护师,护师,护士,护理员。这两类职务分工的职责,在 1982 年原卫生部颁布的《医院工作人员职责》中已有明确的规定。

（二）按工作任务分工

按工作任务分工,包括按工作内容分工和按工作方式分工。按工作内容分工,可分为病房护士、监护室护士、门诊护士、手术室护士、供应室护士、营养室护士等。按工作方式分工是随着医学发展和护理行政管理的变革,形成的六种不同形态的护理方式。

1. 个案护理　个案护理是一名护理人员负责一位病人全部护理内容的护理工作方式,又称为"特别护理"或"专人护理"。这种护理工作模式主要适用于病情复杂严重、病情变化快、护理服务需求量大、需要 24 小时监护和照顾的病人。如入住 ICU、CCU 护理单元的病人,多器官功能障碍、器官移植、大手术或危重抢救的病人等。

2. 功能制护理　功能制护理是以各项护理活动为中心的护理工作方式。这种护理工作模式是护理管理人员将护理活动按照功能分类,再根据本部门护理人员的个人能力及任职资格进行分工,每个护理人员从事相对固定的护理活动,如治疗护士主管病房的治疗任务,基础护理护士承担病房病人的各种生活护理等,护理单元所有的护理活动由各班护理人员共同协作完成。与其他护理模式相比较,功能制护理在护理人员数量方面的要求不太高,在护理人员有限的情况下,便于病房护士长进行病房护理人力的组织安排,人力成本较低,但由于功能制护理的工作模式是分段式,因而存在不足以满足服务对象的整体需要和不利护患沟通等弊病。

3. 整体护理　整体护理是指护理人员在进行护理活动时要以人的健康为中心,提供包括生理、心理、社会、精神、文化等方面的全面帮助和照护。一些国家和地区又将其称为全人护理或"以人为中心"的护理。整体护理是一种护理理念,同时又是一种工作方法,其宗旨是以服务对象为中心,根据其自身特点和个人需要,提供针对性护理,解决存在的健康问题,达到恢复健康、促进健康的目的。整体护理工作模式的核心是用护理程序的方法解决病人的健康问题。我国于 20 世纪 80 年代末开始探索在医院开展整体护理,经过多年的努力,已初步建立整体护理工作模式,这对促进临床护理工作模式改革,提高和保证护理服务质量起到了积极的作用。

4. 小组护理　小组护理是将护理人员分成若干组,每组有一位业务技术和组织能力较强的护士任组长,在组长的策划和小组成员的参与下,为一组病人提供护理服务。小组成员有护师、护士和护理员。小组之间相互合作,负责对本组病人制订护理计划,评估护理效果。小组人员 3～4 名,负责护理 10～20 个病情不等的病人。

5. 责任制护理　责任制护理是病人从入院到出院,由一位护士全面负责提供整体性、连续性的护理,这种护理分工方式,适应了医学模式的转变。护士通过病人对疾病所产生的生理、病理、心理变化,收集客观的资料进行详细评估,做出护理诊断,制订护理计划,实施护理内容,最后评价护理效果,即按护理程序进行工作。这种护理服务模式体现出以病人为中心的理念,提供整体性、连续性、协调性和个性化的护理。

6. 综合护理　综合护理是将责任制护理和小组护理融合在一起,由一组护理人员完成对一组病人的护理。综合护理具有责任制护理的自主负责精神,责任护士为组长,负责本组病人的整体护理计划,组内辅助护士执行计划。护士长担任咨询、协调和激励者的角色,负责组织病区内 3～4 个分工合作的护理小组,运用护理程序的工作方法,使护理小组共同完成本组病人的护理需求。这种护理分工方式是近年来针对责任制护理所需人力和经费耗量大等缺点而开发的。

二、护理人员的排班

病区护士长作为基层护理管理者,为护士排班是其重要职能之一。如何科学合理安排人力、为病人提供最佳服务,需要根据护理工作任务、本科室专业特点和护理人员数量及质量,采取不同的排班方式,以确保病人的安全,保证工作的正常运行并达到工作的最高效能。

(一) 周排班法

排班以周为周期的方法称为周排班法,一般由病房护士长根据病房护理工作情况进行安排。国内许多医院采用周排班法。周排班法的特点是对护理人员的值班安排周期短,有一定灵活性,护士长可根据具体需要对护理人员进行动态调整,做到合理使用护理人员。一些不受护理人员欢迎的班次,如夜班、节假日班等可由护理人员轮流承担,但较为费时费力、较为频繁的班次轮转使周排班受到局限。

(二) 周期性排班法

周期性排班法又称为循环排班法,一般以四周为一个排班周期,依次循环。其特点是排班模式相对固定,每位护理人员对自己未来较长时间的班次可以做到心中有数,从而提前做好个人安排,在满足护理工作的同时兼顾为护理人员个人需要提供方便。由于周期性排班法可以为护士长节约大量排班时间,因此还具有排班省时、省力的特点。这种排班方法适用于病房护理人员结构合理、稳定,病人数量和危重程度变化不大的护理单元。国外许多医院采用周期性排班法,以满足不同护理人员的需要。

(三) 自我排班法

自我排班法是一种班次固定,由护理人员根据个人需要选择具体工作班次的方法。这种排班方法适用于护理人员整体成熟度较高的护理单元,国外一些医院采用这种排班方法。自我排班法能较好满足护理人员的个人需求,但也给管理者带来一些问题。因为一般情况下,多数护理人员更愿意上白班,不愿意在节假日和晚上值班。这种情况需要由护士长做好协调工作。

(四) APN 排班法

APN 排班法是按 A 班(8:00—16:00)、P 班(16:00—0:00)、N 班(0:00—8:00)三班的原则安排班次,并对护士进行层级管理。这种排班方式的好处是:①三班的排班方式同原来多班交接的形式相比,减少了交接班环节中的安全隐患;②加强了中、晚班薄弱环节中的人员力量,降低了以往中、晚班由于人员不足而存在的安全隐患;③在 A 班和 P 班均有 1～2 名护师以上职称的高年资护理人员担任责任组长,对护理工作中的高难度护理及危重病人的护理进行把关,充分保证了护理安全;④对护理人员本人来说,连续上班的形式,也有利于更好地安排自己的工作,避开上下班的高峰等。APN 排班法的改革,从护理安全和护理管理的角度来说是有绝对优势的。APN 排班法既能为病人提供更优质的服务,又降低了年资低的护理人员单独值班存在的安全隐患,是护理工作任务重的科室值得考虑的选择。APN 排班法的优点是多于不足的,是优质护理服务示范工程活动实施以来护士排班模式的改革。

第三节　护理人才管理

护理人才管理是医院管理的一个重要组成部分,主要包括护理人才的识别、选用、培养、考核、奖惩和晋升等内容。

一、护理人才的识别和选用

(一) 医院护理人才的识别

人才从广义上解释,是指具有一定能力和专长的人。护理人才是指具有护理专业科学知识和技能的人,包括具有各层次护理技术职务的人。对于护理人才的识别,必须善于发现,而人才的发现是人才培养、选拔和使用的前提。识别人才是不容易的,作为领导者或管理者,要有求才之心,善于把握人才的本质特征。护理人才可以从三个方面来识别:一是对本专业范围内的专业知识掌握程度,以及专业技能水平和运用知识的能力;二是对本专业以外有关知识的掌握程度,如人文科学、社会科学等;三是学历以及个人的心理、伦理、道德、修养、体质与年龄等基础条件,这对成才起着重要作用。重视培养和鼓励自学成才、在实践中考察其分析问题和解决问题的能力是管理者识才的根本。

(二) 医院护理人才的选用

医院护理人才的选用要从医院护理队伍建设的整体出发,不仅要对人才数量进行补充,更重要的是对整个群体结构进行优化。首先,要建立合理的由初、中、高各种水平的人员按一定比例构成的完整结构,在护理学科发展过程中不断调整,使不同水平的人才各尽所能,保持动态的整体结构;其次,要有合理的年龄结构,注意老、中、青结构的合理性,才能使整个护理群体发挥最佳效能;最后,要重视素质因素,特别是对事业的热爱和献身精神,这是做好护理工作的前提和基础。此外,要注意护理群体中的智能因素,每个人运用知识的能力不同,应注意个体之间智能水平的发挥和配合,要相互协调、取长补短。

目前,护理人才都是通过人才市场进行选聘的,初次选用只是用才的开始,要把具备不同知识和能力的人放在不同能级的岗位上进行锻炼,才能真正地选好人、用好人。

二、护理人才的培养和教育

护理人员的培养和教育是组织和部门优化护理人力资源结构,激发护理人力资源潜力,提高人力资源使用效率的有效措施。教育是指组织有计划、有组织地对组织成员实施的系统学习和开发潜力的行为过程。

(一)护理人员培养和教育的原则

1. 按需施教、学用一致原则　护理人员教育要从护理人员的知识结构、能力结构、年龄情况和岗位的实际需要出发,注重将教育结果向生产力转化。教育结果要能够促进组织、部门和护理人员的竞争优势的发挥和保持,使人员的职业素质和工作效率得到不断的提高,使组织教育效益达到最大化。

2. 与组织战略发展相适应原则　护理人员教育首先要从组织的发展战略出发,结合医疗组织和部门的发展目标进行教育内容、教育模式、教育对象、教育规模、教育时间等综合方案的设计,以保证教育为组织发展服务,教育促进组织战略目标实现的目的。

3. 综合素质与专业素质教育相结合原则　护理人员教育除了要注意与护理岗位职责衔接,提高护理人员专业素质外,还应包括组织文化建设的内容,使护理人员从工作态度、文化知识、理想、信念、价值观、人生观等方面符合组织文化要求,帮助护理人员提高职业素质的同时,完成护理人员在组织中的社会化过程。

4. 重点教育和全员教育相结合原则　医院的教育需要投入成本,因此,教育工作必须要有侧重点,这个侧重点就是首先对医院护理工作发展影响力大的护理技术骨干力量,特别是护理管理人员进行教育。另外,组织中的每一个护理人员都有接受教育的权利与义务,管理者在制订教育计划时既要注意对组织中的骨干进行教育提高,同时又不要忽略护理队伍整体素质的提高,做到全员教育。

5. 长期性与急用性相结合的原则　科学技术发展的日新月异要求组织对人员的教育必须坚持长期性原则,护理人员只有不断学习、不断接受新的知识和信息才能保持自己的专业能力适应发展要求。另外,护理人员教育的目的是为了更好地完成本职工作,如果岗位职责和工作内容发生变化,就应该及时针对岗位需要增加急需的知识和技能,满足组织和部门新业务、新技术以及改革项目等对人员素质的基本要求。

(二)护理人员培养和教育的特点

1. 护理人员教育是一种追加教育　未来护理专业是以高新技术现代化和自动化以及信息交流的频繁化来体现护理服务的高技能的。护理工作是科学性、技术性和服务性的统一,知识更新周期需相应地不断缩短,才能促进护理内涵质量的提高。因此,护理专业单靠一次性的学校教育及临床实践传统式传授已不能适应学科的发展。由于教育层次和知识结构的限制,护理人员在实际工作中表现出的综合分析能力和解决问题的能力不强,现有的在职护理人员的知识结构还不能完全适应学科发展的需要,与护理学本身的要求及其价值目标仍有差距。因此,除了要培养高层次的护理人才,更重要的是还要对现有的护理队伍的知识结构通过继续护理学教育给予追加教育,进行护理人员的在职教育,使知识和技能得以更新、补充、扩展和完善,以科学的方法不断提高护理队伍的综合素质和整体素质。

2. 护理人员教育是一种终生教育 社会、科技、医学的发展影响到护理人员个人专业发展。知识更新周期的缩短,要求护理人员要不断地学习。继续护理学教育是继规范化专业教育之后,以学习新理论、新知识、新技术和新方法为主的一种终生护理学教育。社会变革促使护理工作趋于多元化,继续护理学教育能帮助护理人员保持知识多元化和技术多能化,使护理学科达到适应新世纪发展的要求。

3. 要注重实效 开展继续护理学教育要紧密结合护理工作的需要,体现个体性、需求性、层次性和专业性要求,才能收到实际效果,有利于促进临床护理工作质量的提高。

4. 要突出"四新" 继续护理学教育要突出对新理论的学习、新知识的了解、新技术的掌握以及新方法的应用。

5. 重在管理 切实加强、完善对继续护理学教育的管理,将继续护理学教育规范化、制度化、法律化是搞好继续护理学教育的根本保证。在继续护理学教育的管理中应注意以下两点:第一,全教育计划和保障制度,使护理人员的学习有目的、有计划、有落实,提高学习的自觉性,从而使继续护理学教育从被动地要学习转为主动地去学习,达到终生受益;第二,建立激励机制,定期考核、考评,使继续护理学教育成为业绩、注册、聘任、晋升等的重要依据。

（三）护理人员培养和教育的要求

1. 脱产教育 脱产教育是一种较正规的人员教育,是根据医院护理工作的实际需要选派不同层次、有培养前途的护理骨干,集中时间离开工作岗位,到专门的学校、研究机构或其他教育机构进行学习或接受教育。这种教育在理论知识方面学习的比重较大,教育内容有一定深度,并较系统,因此对提高管理人员和专业技术骨干的素质和专业能力具有积极影响。从长远看对医院有利,但教育成本较高,在教育人员数量上也受到一定限制。

2. 在职教育 护理人员在职教育是指在日常护理工作环境中一边工作一边接受指导、教育的学习过程。在职教育可以是正式的,也可以是非正式的。护理人员的操作技能教育是在职教育的主要内容之一。护理操作教育主要包括以下步骤:解释操作程序;示范操作程序,让初学者提问,并回答他们提出的问题;让学习者自己动手操作;给操作者反馈并提供必要的练习机会。这种教育方法多为导师制。导师制是指由处于职业生涯成熟期的高年资护理人员指导处于职业起点的护理人员的一种工作支持和帮助的教育培养过程。这种指导关系不仅体现为在操作技能方面对低年资护士进行帮助,同时,对低年资护士价值观的形成、人际关系的建立、合作精神等方面都有责任进行指导。这是一种有经验的护理人员向缺乏经验的护理人员传送知识和技能的过程。这种在职教育不仅使缺乏工作经验的护理人员得以受益,还可以使处于指导地位的高年资护理人员从与别人分享他的成功经验中得到满足。

此外,护理工作岗位轮转也是在职教育的主要方式。通过岗位轮转,使护理人员在工作经历方面积累更多的临床护理经验,扩宽专业知识和技能,增强解决临床护理问题的能力,使其胜任多方面的工作,并为今后的职业发展打下良好的专业基础,也为在组织内形成护理人才的合理流动、更加有效地安排护理人力资源创造了条件。

3. 岗前教育 岗前教育又称定位教育,是使新员工熟悉组织、适应环境和岗位的过程。对刚进入工作单位的护理人员来说,最重要的是学会如何去做自己的工作和保持与自己角色相适应的行为方式。护理岗位教育就是帮助新护理人员放弃自己与组织要求不相适应的理念、价值观和行为方式,以便尽快适应新组织的要求,学习新的工作准则和有效的工作方法。

首先,要使新护理人员在和谐的气氛中融入工作环境,为其今后的有效工作打下良好的基础。其次,要使新护理人员了解医院的组织文化、经营思想和发展目标,帮助新护理人员熟悉胜任工作的必要知识技能和职业道德规范,了解医院和护理系统的有关政策、规章制度和运转程序,熟悉岗位职责和工作环境。护理岗前教育是为护理人员开始一项新工作提供帮助,以后的职业教育则是为了满足护理人员继续发展的需要。

4. 护理管理人员的教育 管理人员对组织生存发展具有重要意义。对管理人员的教育和提高是组织进行有效管理的关键环节。护理管理人员教育的重点内容包括管理理论、管理技能以及与管理岗位相关的知识和技能,如基本的计算机能力、交流能力、监控能力、技术能力和相应知识、新方法、顾客服务关系、个人发展等。护理管理人才教育的主要目的是向管理人员提供管理岗位所需要的知识和技能,使管理人员的管理能力得以不断提高。虽然医院的教育提供了护理管理岗位需要的关键知识和能力,但教育目标的实现离不开每一位管理者的个人努力。护理管理人才的培养是一个长期的、有计划的工作过程,不可能在短期内完成。

三、护理人才的考核与晋升

护理人才考核是对其工作表现和业务理论水平及技术操作能力等方面的综合评价。护理人才培养选拔、技术职务资格的评定、聘任使用、奖惩晋升等,既是人事管理的重要内容,也是选人用人的重要依据。

(一) 医院护理人才考核原则

1. 全面考核原则 对各级护理人员技术职务的资格评审和聘任,都必须从政治上和业务上进行全面考核,包括政治思想、道德品质、工作态度和专业知识水平、专业技术能力。

2. 公平和标准原则 考核标准是管理者实施控制的指南,针对护理人才的知识、技能和态度,制订客观化考核标准,做出定性或定量的要求,并体现不同层次的人才考核选用不一样的标准,以保证考核质量。在考核过程中,尽量排除考核者的主观因素和个人臆断,按考核程序进行,避免偏差,做到实事求是、公平、公正、客观。

3. 工作实绩为主原则 业务技术和工作实绩是人才综合能力的反映,它包括工作质量和数量。护理人才的业务技术水平和实际工作成绩,体现在护理活动过程中,对其考核应包括人员素质、护理行为和护理工作效果,从德、能、勤、绩四个方面进行考核,尤其以工作实绩为主。

4. 考核经常化原则 正确客观评价护理人才,不是靠一两次的考核做出决定的,而是应该把考核工作经常化,采取定期与不定期相结合、日常与随机相结合、直接与间接相结合、重点与全面相结合,在平时的考核基础上,择期做一次综合指标考核。这样做既能使考核管理制度化,同时又能做到准确、合理评价。

5. 反馈调整原则 将规定的评判标准、考核要求、考核内容、考核结果汇总,并向医院人事部门、护理主管部门和考核对象提供反馈信息,评定被考核者与所任职务的要求是否存在差距或不足之处,以便调整培养计划,为提高护理人才培养质量提供依据。

(二) 护理人才考核方法

1. 自我考核 在让护理人员充分了解组织对自己工作岗位的期望目标和具体的评价标准的基础上,让其自己评价自己的工作业绩也是可行的考核形式之一。

2. 同行评议 长期以来,同行评议的形式在许多组织的员工绩效考核中广泛使用。有关专家认为,如果在一个长时期内工作小组的成员比较稳定,并且共同完成需要相互配合、会相互影响的工作任务,那么同行评议的方法是可行的。

3. 直接领导评价　护士绩效考核责任应该由那些能直接观察到护士工作业绩的人员来承担,护士的绩效考核一般由所在护理单元的护士长进行。

4. 目标定量考核　管理者和下属人员共同制订工作和行为目标,并运用量化指标,对各项考核指标进行计算,根据积分高低来评价其工作情况,双方定期讨论,修正、完善目标和达标数据。优点是被考核者共同参与制订和修改目标,能激励自我,并以目标要求进行评价,是比较科学合理的方法。

(三) 护理人才的任职与晋升

根据我国职称改革文件规定,目前医院实行专业技术职务聘任制,实行四级职务分类,护理系列包括主任护师、副主任护师、主管护师、护师(士)。

1. 护士任职条件

(1) 护理中专毕业、见习期满考核成绩合格、通过卫生专业技术资格考试。

(2) 了解本专业基础理论,具有一定专业知识和技能。

(3) 在上级护师指导下,能胜任基础护理工作和一般的技术操作。

2. 护师任职条件

(1) 护理中专毕业,从事护士工作5~7年,考核符合要求者;或大专毕业见习1年期满后从事护士工作2年以上者;或大学本科毕业见习1年期满者;或取得硕士学位,经考核能胜任护师工作者。

(2) 熟悉本专业基础理论,具有一定专业知识和技能。

(3) 能独立处理本专业常见的专业技术问题和具有开展以病人为中心的整体护理能力。

(4) 能借助工具书阅读一种外文专业书刊。

3. 主管护师任职条件

(1) 护理大专毕业,从事护师工作5年以上;或大学本科毕业从事护师工作4年以上;或护理专业硕士毕业,担任护师工作2年以上;或取得博士学位经考核能胜任主管护师者。

(2) 熟悉本专业基础理论,具有较系统的专业技能,能处理较复杂的专业技术问题,能对下一级护理人员进行业务指导。

(3) 具有一定水平的科研论文或经验总结。

(4) 能较顺利地阅读一种外文专业书刊。

4. 正、副主任护师

(1) 具有大学本科以上学历,主任护师须从事副主任护师工作5年以上;副主任护师须从事主管护师工作5年以上,或取得博士学位从事主管护师工作2年以上。

(2) 熟悉医学基础理论,精通护理专业知识,掌握护理专业国内外发展趋势及新技术信息。

(3) 能处理本专业复杂疑难护理问题,具有组织重大临床抢救和特殊护理能力,并能进行护理查房,可指导下级护理人员运用护理程序进行工作,可根据病人需要决定护理服务模式。

(4) 主任护师具有独立开展护理课题研究能力,为本专业的学术、技术带头人。

(5) 能顺利阅读一种外文专业书刊。

第四节 护理人员职业生涯规划

一、职业生涯规划相关概念

(一) 职业和职业生涯

职业是一个人在他(她)生涯历程中选择从事工作的行为过程。职业生涯是指一个人在其一生中所承担工作的相继历程,主要指专业或终生工作的历程。职业生涯是个体获得职业能力、培养职业兴趣、职业选择、就职、到最后退出职业劳动的完整职业发展过程。职业生涯规划是指个人对未来发展进行分析、判断和测定,确定自我的事业奋斗目标,并制订实现这一目标的工作、教育和培训计划,对每一步骤的时间、顺序和方向做出合理安排,以实现自我价值的过程。

(二) 职业计划和职业发展

职业计划是个人制订所要从事的工作目标、确定实现目标手段的不断发展过程。职业计划的核心是个人职业目标与现实可得到的机会的配合。职业发展是组织用来帮助员工获取目前及将来工作所需的技能、知识的规划。职业发展是进行职业生涯管理的基础条件之一。

(三) 护理职业路径

护理职业路径是组织对本单位护理人员设计的自我认知、成长通道的管理方案。护理职业路径在于帮助护理人员了解自我的同时,让组织掌握护士的职业需求,以便从组织和部门的角度为护士提供和创造发展的条件,满足护士的需要。

(四) 职业期望和职业动机

职业期望是一个人为实现目标而采取行动的内在动力;职业动机是个体希望从事某职业的态度倾向性(个体对某一职业的愿望和向往)。

二、护理人员职业生涯规划的基本原则

(一) 个人特长与组织社会需要相结合的原则

个人的职业生涯发展离不开组织环境,有效的职业设计应使个人优势在组织和社会需要的岗位上得到充分发挥。认识个人特征及优势是职业生涯发展的前提,在此基础上分析所处的环境、所具备的客观条件和组织需要,才能找到恰当的职业定位,才能保证组织和个人能力共同发展,达到双方利益的最大化。

(二) 长期目标与短期目标相结合的原则

目标的选择是职业发展的关键,明确目标可以成为个人追求成功的行为动力。目标越简明具体,越容易实现,也越能促进个人发展。长期目标是对自己职业生涯的整体设计,短期目标是实现长期目标的保证。长期和短期目标相结合有利于个人职业生涯目标的实现。

（三）稳定性与动态性相结合的原则

人才的成长需要经验的积累和知识的积淀，职业生涯发展需要一定的稳定性。但人的发展并不是一成不变的，当内外环境条件发生改变时，就应审时度势，结合外界条件调整自己的发展规划，这就是职业生涯发展的动态性。

（四）动机与方法相结合的原则

有了明确的目标和职业发展动机，还必须结合所处的环境和自身条件选择自己的发展途径。设计和选择科学合理的发展方案是避免职业发展障碍、保证职业发展计划落实、提高个人职业素质的关键。

三、护理人员职业生涯规划的程序

（一）自我评估

护理人员职业生涯规划的自我评估是对个人在职业发展方面的相关因素进行全面、深入、客观认识和分析的过程。一个有效的职业规划，必须是在充分认识自身条件与相关环境的基础上进行的。对自我的了解越透彻，越能做好职业生涯规划。通过评估了解自己的职业发展优势和局限，并在这些基础上形成自己的职业发展定位，如专科护士、护理教师、护理管理者等。

（二）环境分析

主要是评估各种环境因素对自己职业发展的影响。环境为每个人提供了活动的空间、发展的条件和成功的机遇。护理人员在制订职业发展规划时要分析的环境因素有环境的特点、环境的发展变化、个人职业与环境的关系等，同时还应考虑自身性格、兴趣和特长与职业的匹配。只有对环境充分了解后，才能使职业生涯规划有实际意义。

（三）选择职业发展途径

护理人员职业发展途径的选择是以个人评估和环境评估的结果为决策依据的。在职业确定后，通过哪一途径发展，是向专科护士努力，还是向管理或教育方向发展，此时要做出选择。通常，职业生涯途径的选择要考虑如下问题：我想往哪一途径发展？我能往哪一途径发展？我可以往哪一途径发展？对以上三个问题进行综合分析，以此确定自己最佳的职业生涯途径。

（四）设置个人职业生涯目标

确定了职业生涯发展途径后，就需要设置职业生涯目标。职业生涯目标的设置，是职业生涯规划的核心。一个人事业的成败，很大程度上取决于有无正确适当的目标。目标的设定要以自己的最佳才能、最优性格、最大兴趣、最有利的环境等信息为依据。

（五）行动计划与措施的实施

在确定职业生涯目标后，行动便成了关键的环节。没有行动，目标无法实现，也谈不上成功。护理人员应根据自身情况，确定好职业生涯目标，选择适当的实现目标的途径和方法，逐步落实计划，实现职业规划。

（六）评估与调整

影响职业生涯发展的因素很多，有的变化因素是可预测的，而有的是难以预测的。因此，护理人员要使职业生涯规划行之有效，需要不断地对职业生涯规划进行评估与修订，及时调整自我认识和对职业目标的界定。

现学现用

病人,女,55岁,因小脑出血急诊入院。病人意识轻度模糊,频繁呕吐,出血量为15mL,经手术治疗后送入监护病房。

请问:

1. 对此病人应采取哪种护理工作方式?

2. 此种护理方式适合哪些病人?

练习与检测

单项选择题:

1. 对人力资源的科学管理而言,高效率的管理应该做到(　　)。

A. 保证人尽其才　　B. 保证人员质量　　C. 保证人员数量　　D. 加强人员培训

2. 护理人员对待护理工作的态度和在工作中的努力程度反映了护理人力资源的(　　)。

A. 科学组合性　　B. 主观能动性　　C. 闲置消耗性　　D. 能力可变性

3. 通过观察和研究对岗位职务性质进行评价的过程称为(　　)。

A. 工作说明　　B. 工作分析　　C. 工作描述　　D. 工作标准

4. 以各项护理活动为中心的护理工作方法称为(　　)。

A. 个案护理　　B. 成组护理　　C. 整体护理　　D. 功能制护理

5. 关于护理管理人员岗位职责的描述,下列哪项是错误的?(　　)

A. 护理部主任有责任营造一个支持护理专业发展的工作环境

B. 护理部主任、科护士长、护士长都负有护理人力资源管理的责任

C. 护士长有责任将上级管理部门的目标转化为本护理单元的工作目标

D. 科护士长的主要责任是评价护理人员的日常工作表现

6. 用尽可能少的人力成本,完成尽可能多的工作任务,体现了人力资源配置的(　　)。

A. 效率原则　　B. 公平原则　　C. 结构合理原则　　D. 满意原则

7. 个人制订所从事工作的发展目标、确定实现目标策略的过程称为(　　)。

A. 职业生涯　　B. 职业路径　　C. 职业规划　　D. 职业发展

8. 个人为实现发展目标而采取行为的内在动力称为(　　)。

A. 职业发展　　B. 职业素质　　C. 职业期望　　D. 职业成功

9. 护理人员工作绩效评价的信度是(　　)。

A. 评价结果的客观性　　　　B. 评价结果的可靠性

C. 评价结果的真实性　　　　D. 评价结果的准确性

10. 关于护理人员绩效评价的方法,下列哪项描述不正确?(　　)

A. 简明扼要地描述人员的业绩称为关键事件法

B. 应用叙述法进行评价,其主观倾向性较大

C.护理人员绩效水平接近时,应用排序法有一定难度

D.目标管理是一种有效评价护士绩效的方法

11. 护理人员的考核和评价,关键指标是( )。

A. 工作数量   B. 工作质量   C. 工作绩效   D. 工作结果

12. 关于护理人员绩效评价基本原则的描述,下列哪项不正确?( )

A.评价标准要提前让大家知道   B.评价要以岗位描述为依据

C.管理者要注重评价反馈   D.评价标准要结合个人特点

13. 组织竞争和发展的关键是( )。

A.组织建立高科技信息网络   B.管理者有效进行时间管理

C.人力资源有效利用和开发   D.组织丰富的物质资源

14. 关于功能制护理工作模式的描述,下列哪项不正确?( )

A.是以控制医疗成本,医疗团队合作为主的护理工作模式

B.以各项护理活动为中心的护理工作方法

C.每个护理人员从事相对固定的护理活动

D.存在不利护患沟通的局限性

15. 护理人员共同协作工作达到1+1>2的效果,体现了人力资源的( )。

A.可塑性   B.可变性   C.组合性   D.主观能动性

16. 护理人员排班应遵循的首要原则是( )。

A.满足病人需要   B.有效利用资源   C.降低人力成本   D.合理组合人力

17. 关于职业锚的陈述,下列哪项是正确的?( )

A.职业锚是对个人未来职业发展的预测

B.技术型职业锚强调全面管理工作

C.自主型职业锚的特点是最大限度地摆脱组织约束

D.护理人员的职业锚是在学校专业教育中形成的

18. 下列哪项不属于固定薪酬的内容?( )

A. 工资   B. 津贴   C. 职工股票   D. 福利

答案:

1. A   2. B   3. B   4. D   5. D   6. A   7. C   8. C   9. D   10. A   11. C   12. D   13. C

14. A   15. C   16. A   17. C   18. C

(颜玲琴)

第七章 护理管理的领导职能

 学习目标

了解:护理领导艺术。

熟悉:领导者的影响力,领导理论和激励理论。

掌握:领导的概念、领导的特征。

运用:将领导理论和激励理论运用于日常工作中。

领导是管理的一个职能,领导工作的实质是对他人活动施加影响力。在管理过程中,领导工作的作用表现为使组织有效、协调地实现既定目标。护理管理的领导职能是将领导过程应用于护理工作中,进行沟通联络,运用恰当的激励手段,并用领导者的影响力引导护理人员的行为,共同完成各项护理目标,为病人提供高质量护理服务。

案例引导

张英是某三甲医院胸外科护士长,在4年多的护士长工作经历中,她为自己树立了精明强硬的护士长形象。她一贯不苟言笑,任何时候都不与护士谈论工作以外的事情,很少表扬人,一旦发现护士出错,会毫不留情地搬出规章制度进行处罚,与护士们的关系越来越紧张。后来医院扩建成立了心脏外科,护理部主任与张英谈话,指出了她的一些问题,同时将她调任心脏外科担任护士长。张英也反省了自己的不足,向护理部主任表示要改变行事作风。到了新的科室后,张英开始尝试改变做法,换位思考,揣摩护士的心理和需要。如相信大多数护士可以胜任本职工作,鼓励护士自己做决策并承担责任,将新护士培训交给高年资护士去做,不再因护士偶尔迟到而处罚护士。在她的领导下,心脏外科的病房护理工作越来越步入正轨。

请问:

1. 张英先后的领导风格是什么类型?

2. 张英在胸外科担任护士长时的领导风格有什么优缺点?

第一节 概　述

一、领导的概念和特征

(一) 领导的概念

领导是一个对组织(或群体)内的部门或个人的行为施加影响,以引导完成组织目标的活动过程。学者们分别用许多不同的词汇,如主导、指挥、指导、统率、影响等来表达领导的实质。

护理管理中的领导职能即是将领导过程应用于护理工作中,是护理领导者运用创造力和影响力引导和影响护理人员的行为,共同实现护理目标,为患者提供高质量护理服务的过程。

(二) 领导与管理的联系及区别

领导与管理有联系也有区别(表 7-1)。领导是管理的一个重要职能,是管理的高级形式,领导的重点对象是人。

表 7-1　领导与管理的联系及区别

项目	领导	管理
对象	人	人、财、物、时间、信息
性质	在正式组织、非正式组织中均存在	与一定的组织相联系,没有组织,管理活动也就不存在
范畴	是管理中的一个重要职能	是决策、计划、组织、指挥、协调和控制的全过程

(三) 领导的特征

领导职能需由领导者来完成,领导者是领导活动过程中的指导者、指挥者和组织者。领导者拥有法定的权力、责任和义务。

1. 当权者　领导者的权力包括以下五个方面:①强制权:在特殊情况下,可以运用这种权力。②法定权:来自组织机构正式授予的法定地位,具有一定的职权范围。③奖励权:对于积极完成任务的下属,适当给予精神奖励和物质奖励。④专长权:由于在某一方面具有出众的专业知识和特殊技能,而具有指导权和影响力。⑤个人影响权:由于领导者德高望重而具有对下属的感召力和影响力。

2. 负责人　一个组织或团体的领导者,肩负着一定的责任。领导者的责任,主要包括以下内容:①政治责任:领导者必须认真执行国家的有关方针、政策。②工作责任:领导者必须为组织或团体指引理想的发展方向,制订可行的计划,采取有效的措施,建立良好的工作秩序,协调内部和外部关系,合理地利用人、财、物等资源,获得最佳的经济效益和社会效益。③法律责任:领导者必须在国家法律、法令和各级政府的法规、条例允许的范围内工作。

二、领导者的影响力

领导过程是领导者对被领导者的影响过程,领导者通过影响下属而达到组织目标。影响力是指一个人在与他人交往中,影响和改变他人心理与行为的能力。领导者的影响力分为权力性影响力和非权力性影响力。下面分别讨论。

(一) 权力性影响力及其构成因素

权力性影响力是指领导者运用上级授予的权力强制下属服从的一种能力。这种由外界赋予领导者的影响力对被领导者具有强迫性和不可抗拒性。

例如护士长安排护士甲在他人生病时临时顶替值夜班,尽管护士甲心理上不愿意,但行动上也只有被动服从。这是由权力性影响力所具有的强迫和不可抗拒的性质所决定的。权力性影响力由传统因素、职位因素和资历因素所构成。

1. 传统因素 指长期以来人们对领导者所形成的一种历史观念,认为领导者不同于普通人,使人们产生了对他们的服从感。这些传统观念在不同程度上影响着人们的思想和行为,这是由传统观念赋予领导者的力量。

2. 职位因素 处于一定职位的领导者,由于组织授权,具有强制下级的力量。领导者的职位越高,权力越大,其影响力就越大。职位权力是组织赋予领导者的力量,与领导者本人素质没有直接关系,所以其影响力难以久远。任何人只要处于领导职位,都能获得这种影响力。

3. 资历因素 资历指领导者的资格和经历。资历的深浅在一定程度上决定着领导者的影响力。例如一位有 7 年经历的护士长在一线管理职位上资历较深,往往使人产生一种敬重感,他们的言行容易使下属从心理上信服,在一般情况下,其影响力较刚上任的护士长要大。

以上三种因素构成的影响力都是由外界赋予的,而不是由领导者的自身素质和现实行为所产生的,其核心是权力的拥有,所以称之为权力性影响力。

(二) 非权力性影响力及其构成因素

非权力性影响力是指由领导者自身素质和现实行为形成的自然性影响力。它既没有正式规定,也没有合法权力形式的命令与服从的约束力,但其影响力比权力性影响力广泛持久得多,具有一定的稳定性。在它的作用下,被影响者更多地表现为顺从和依赖关系。这类影响力由领导者的品格、能力、知识和感情几方面因素构成。

1. 品格因素 一个人的品格主要包括道德品行、个性特征、工作生活作风等方面。领导者的品格渗透和体现在个人的一切言行中。具有优秀品格和人格能力的领导者对下属会有较大的感召力和吸引力,因此其影响力也较大。反之,如领导者品格不高尚,不论其职位多高,权力多大,其影响力都会降低。

2. 能力因素 领导者的能力主要反映在工作成败和解决实际问题的有效性方面,这是领导者影响力大小的主要因素。一个才能出众的领导者,能为成功达到组织目标提供重要保证,领导者成功的经历还能增强下属达到目标的信心,以此自觉接受领导者的影响。

3. 知识因素 知识本身就是科学赋予的一种力量。在技术飞速发展的社会,依靠丰富的知识和技术力量来实现组织目标显得更为重要。知识丰富的领导者对发展的信息掌握更多,成功的可能性更大,对下属的指导有较大自由度,更易取得下属的信任和配合,由此具有较大影响力。知识面狭窄的领导者在与人沟通时缺乏共同语言,其影响力也会随之降低。

4. 感情因素 感情是指人们对外界事物的心理反应。领导者与被领导者之间有良好的感情基础,就能使下属产生亲切感,使下属甘愿为之奋斗。与下属有良好感情关系的领导者,其影响力不是来自强制性因素,而是来自下属发自内心的服从和接受。

(三)权力性影响力与非权力性影响力的区别及应用

权力性影响力属于强制性影响力,对下属的影响有强迫性,使其心理与行为表现被动、服从,激励作用是有限的。权力性影响力随权力地位而产生,也随地位改变而发生变化,是外界赋予的,因而不稳定。权力性影响力常靠奖惩等附加条件而起作用。

非权力性影响力属于自然性影响力,被管理者不会受到执权者的奖惩。非权力性影响力不随执权者的职权地位影响而改变,其影响力比较稳定和持久,是潜移默化的作用,使被管理者从心理上信服、尊敬、顺从和依赖,并改变其行为。

护理领导者应合理地使用这两种影响力,综合使用可以取得良好的领导效果。使用权力性影响力时应注意持审慎态度,追求个人特权会使下属产生反感。非权力性影响力产生的效果,能激发下属的工作热情和提高自觉性,在影响力中占有主导作用。要提高领导者的威信与作用,关键在于提高非权力性影响力。在非权力性影响力的四个因素中,以品格和能力因素为主,知识、情感因素次之,领导者品格因素欠缺,其他因素会受到严重影响。因此,作为护理领导者,必须加强学习,提高自身的品格修养,不断提升自己的人格魅力和非权力性影响力。

三、领导者的素质

领导者的素质是指领导者具有的内在因素和基本条件,是提升工作方法与艺术的基础。领导者的素质包括政治思想素质、业务知识素质、心理素质、身体素质等多种因素。这些因素的相互作用、相互融合,体现和决定着领导者的才能、领导水平、领导艺术、工作绩效。

(一)政治思想素质

政治思想素质是领导者对其所从事的事业所抱的态度和所持有的立场,是领导者素质中最基本、最重要的因素。领导要有较强的事业心和责任感,有献身精神,能够做到公正廉洁、忠诚积极、不谋私利和小团体的利益,全心全意为人民服务,要能够以身作则,树立"领导就是服务"的思想观念,以实际行动来影响和团结群众,自觉地接受群众监督,不断提高自己的政治思想修养和道德品质。

(二)业务知识素质

业务知识素质是领导者对本职工作熟悉的程度。领导者业务素质水平,不但直接影响和决定领导素质,而且也直接影响领导工作与领导艺术。如果领导者对本职工作不熟悉,从事领导活动时可能办错事、说错话,将严重影响领导绩效。

护理领导者不仅要具备医学、护理学的知识,还要具备现代管理科学知识及与管理有关的社会科学知识和人文科学知识,对护理工作中提出的问题、项目、方案能够进行评估、选择和指导。护理领导者需具有广博的业务知识,才能适应日趋复杂的综合性领导工作。

(三)心理素质

领导者要有健康的、优良的心理状态。各级护理领导者面临的管理对象和管理环境十分复杂,常要应付来自各方面的压力。这就要求护理领导者具有良好的心理素质,既要经得住荣誉、地位、利益和各种诱惑的考验,更要经受得住各种挫折的考验。

（四）身体素质

身体素质即领导者身体健康状况，其能否以旺盛的精力和饱满的热情处理繁重的工作。如果身体状况不佳，长期承担繁重的工作就会有力不从心之感。作为护理管理者，不仅要求身体健康、精力充沛，在脑力方面还要求记忆良好、思路敏捷、判断迅速，所有这些都是护理管理人员做到有效领导的基础。

四、领导者的才能

每一个能够出色完成组织目标的群体或组织，都有一些有领导才能、精通领导艺术的人作为领导者。领导者通过领导活动表现出其特点与才能。

（一）观察能力

观察能力是一种有目的、有计划、有组织的知觉。由于领导者的素质不同，领导者的观察能力也有强弱之分，这将直接影响其对客观事物认识的范围和程度。良好的观察能力，应包括观察的全面性、客观性与敏锐性。

（二）思维能力

思维能力是认识的高级阶段，是对已有的知识进行推断和解决问题的过程，包括分析、综合、比较、概括等环节，其基本形式是概念、判断和推理。领导者的思维能力，应具有广阔性、精确性、敏捷性、灵活性、逻辑性、深刻性、创造性等。思维能力在领导活动中具有重要作用，它是领导者分析问题、解决问题、进行科学决策的重要前提条件，是领导者创造性地工作、不断开拓前进的首要因素。

（三）指挥协调能力

决策是组织管理的核心，但决策的实施有赖于领导者的指挥和协调能力。指挥能力是领导者依靠权威指使下属从事某种活动的领导能力；协调能力是在领导过程中加强各方面配合，使群体达到协调一致的能力。

（四）人才开发与管理能力

领导者要善于发现人才、培养人才，将各种人才安排在适当的岗位，做到人尽其才、才尽其用，激发组织成员的积极性和创造性，提高领导绩效。

（五）创新能力

领导者运用已有的知识经验，按照新的设想，分析和解决问题。创新能力是由创造性思维与创造性想象构成的，良好的智力品质是创新能力的基础。

第二节　领导理论

一、领导理论概述

西方行为科学家和心理学家十分重视对领导理论的研究，从 20 世纪 40 年代起，研究学者开始从领导的特征研究着手,试图通过研究找出有效领导的途径。随着对领导本质与功能认识的不断深入,学者们对领导者的行为也做了大量研究,大体经历了以下三个阶段:20 世纪 30－40 年代的特征领导理论阶段,20 世纪 40－60 年代的行为领导理论阶段,20 世纪 60－80 年代的权变领导理论阶段。为了清晰地把握领导理论的脉络,三大主要领导理论的比较见表 7-2。

表 7-2　三种主要领导理论的比较

理论类型	研究方向	研究成果
特征领导理论	领导者应具备的素质	领导工作效率高低与领导者的素质、品质和个性有密切关系
行为领导理论	找到最佳的领导行为和风格	高效率与低效率的领导行为和风格两者有很大的不同
权变领导理论	与领导行为有关的情境因素对领导效力的潜在影响	在不同的情境中,不同的领导行为有不同的效果

二、特征领导理论

早期有关领导理论的研究,其重点放在对领导的性格和素质方面特征的认识和探索,即特征理论(trait theory)。领导者的特征主要指品德、知识、才能和身体诸要素。心理学家们从领导者的个性、心理特征出发,试图通过观察、调查等方法发现领导人与普通人在心理特征方面的区别。其主要目的是希望能制订出一种有效领导者的标准,以此作为选拔领导者和预测领导有效性的依据。

(一)吉赛利的特征领导理论

美国心理学家吉赛利对领导的研究历时 20 多年,他通过对美国具有代表性的 306 名中级管理人员进行研究来确定领导者的素质特征,同时采用因素分析法,对研究结果进行了处理。他将领导特征按个性特征(P)、能力特征(A)和激励特征(M),分为三大类,共包括 13 个特征,并按各种特征在管理中的重要性分值进行排序,见表 7-3。

表 7-3　领导者个人特征价值表

重要度	重要性分值	个人特性
非常重要	100	洞察能力(A)
	76	事业心(M)
	64	才智(A)
	63	自我实现欲(M)
	62	自信(P)
	61	决断能力(P)
	54	安全的需求少(M)
	47	与下属关系亲近(P)
	34	首创精神(A)

重要度	重要性分值	个人特性
中等重要	20	不要高额金钱报酬(M)
	10	权力需要高(M)
	5	成熟程度(P)
最不重要	0	性别(男性或女性)(P)

(二) 特征领导理论的局限性与优势

特征领导理论试图从领导者的先天因素中找到成功领导的答案,忽略了领导行为与环境因素对领导有效性的作用,同时在特征领导理论中用于表达心理特征的概念内涵不清,在实际操作中难以观察和测量,所以,特征领导理论有其局限性。但是,这些理论内容为管理者培养个人特征提供了一定的方向。如果护理管理者能够具备以上领导特征,就非常有利于护理管理工作的开展。

三、行为领导理论

由于特征领导理论的局限性,从 20 世纪 40 年代后期至 60 年代中期,行为科学家和心理学家对领导的研究重点开始从特征素质研究转向领导行为的研究。领导行为理论(behavioral pattern theory)的研究从领导者的风格和领导方式着手,把领导者的行为划分为不同的领导类型,分析各类领导行为的特点与领导有效性的关系,并将各类领导行为、领导方式进行比较研究。

(一) 领导方式理论

领导方式理论认为,在领导行为中,有三种基本的领导方式。

1. 独裁式领导 这是一种独断专行的领导行为。这类领导人在做决定时不和他人商量,一旦做决策后就要求下属贯彻执行。这种领导者将权力高度集中于个人手中,对下属主要从工作任务和技术方面进行管理。

2. 民主式领导 民主式的领导人重视人际关系,鼓励下属参与决策。这类领导人对下属比较信任,能听取并采用下属的意见和建议。领导者和下属之间有较为协调的双向沟通。

3. 放任式领导 这是一种放任自流的领导行为,这种领导能充分授权,对下属进行最低限度的监控。

在实际管理工作中,三种极端的领导行为并不常见,多数领导方式为混合型。

(二) 领导行为四分图(二维构面理论)

美国俄亥俄州立大学组织心理学、社会学和经济学研究者对大型组织的多种领导行为做了一系列深入研究后,总结出两类主要领导行为,一类是任务型领导,另一类是关心型领导。任务型领导以工作任务为中心,注重规定自己与工作群体的关系,要求员工维持一定水平的工作绩效,强调组织目标的按期实现,不太关心人际关系。关心型领导注重建立领导者与被领导者之间的友谊、尊重关系,注意满足下属的需要,乐于同下属建立相互信任、相互尊重的关系,体察民情,关心民意。

对于上述两种不同的领导行为,该项研究的研究者认为不应是互相矛盾、互相排斥,而应是互相联系的。领导者的行为可以是上述两个方面的任意组合,即可以用一个坐标的平面组合来表示。由这两个坐标轴可以划分出四种基本的领导风格,即领导行为四分图(图 7-1)。

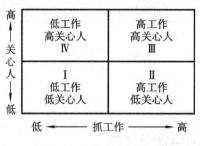

图 7-1　领导行为四分图

(三) 管理方格理论

在领导行为四分图的基础上,美国工业心理学家布莱克和莫顿于 1964 年提出管理方格理论,并构造了管理方格图(图 7-2)。该图以对生产关心的程度为横坐标,以对人关心的程度为纵坐标,每个坐标有 9 个数量级,表示关心的程度。纵横交叉组成各种不同领导风格,方格图反映了 5 种典型的领导类型。

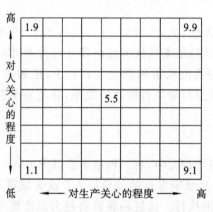

图 7-2　管理方格图

1. 9.1 型管理　这种管理偏重任务,对生产高度关心,虽能达到一定的工作效率,但不注意人的因素,很少关心人,职工士气不高。

2. 1.9 型管理　偏重人的管理。与 9.1 型管理相反,这种类型的领导对人高度关心,为职工创造友好的组织气氛,而对工作不注意。其理由是只要职工心情舒畅,其生产绩效自然会上去。

3. 5.5 型管理　一般化管理。这种领导对工作和人的关心都不突出,一般化,工作成绩和职工士气达到中等水平。

4. 1.1 型管理　贫乏的管理。这种管理对生产和人的关心程度都低,是一种失败的管理。

5. 9.9 型管理　理想有效的管理。这种管理对生产和人都高度关心,上下关系协调,充分调动员工的积极性,任务完成出色,布莱克和莫顿认为这是最理想的领导类型,但较难做到,应是领导人努力的方向。

6. 在护理管理工作中的应用　护理领导者要发扬民主,充分听取护理人员的意见;要注意采纳合理的建议,但又要善于集中方方面面意见,以便做出正确的决策;既要关心护理工作任务完成情况,又要关心护理人员的切身利益;要注重团队精神的培养,营造和谐的人文环境。

只有这样，领导工作才会有成效。

四、权变领导理论

权变理论家认为，领导是一种动态的过程，领导的有效性依赖于领导行为与情境的匹配和协调一致，许多理论家企图找出影响领导有效性的关键情境因素。研究表明一些常见的因素包括：工作结构性、上下级关系、领导者的职权、下属角色的明确性、团体规范、组织内上下沟通、下属的成熟度等。

（一）费德勒的权变理论

为了确定领导方式与情境因素的适应调整，美国心理学家费德勒做了多年研究，提出了权变领导理论。他认为，任何领导方式均可能有效，关键要与环境条件相适应。具体影响领导效果的情境因素有以下三方面。

1. 领导者与下属之间的关系 指下属对领导者的信任、尊重、喜爱和愿意追随的程度。如双方高度信任、互相支持，则相互关系好，反之，相互关系差。

2. 工作任务结构 指下属承担的工作任务明确性程度。当任务是常规性的，具体化的，明确、容易理解的，有章可循的，则任务结构明确性高；如任务结构复杂又无先例，没有固定的程序标准，则属于明确性低的任务结构。

3. 领导者的职权 指与领导者固有职位相关联的正式权力，以及领导者在整个组织中从上到下所取得的支持程度。如果领导者对下属的工作分配、职务升降、奖惩等具有决定权，则职位权力强，反之，职位权力弱。

根据这三个主要因素，费德勒分析了对领导效果最有利和最不利的环境因素，三个条件都具备是最有利的环境，三者都不具备是最不利的环境，并把它分成了八种环境类型（表7-4）。

表7-4 领导方式与情境权变关系

对领导的有利性	有利			中间状态				不利
领导者与被领导者关系	好	好	好	好	差	差	差	差
工作任务结构	明确	明确	不明确	不明确	明确	明确	不明确	不明确
领导者地位权力	强	弱	强	弱	强	弱	强	弱
领导方式	指令型			宽容型				指令型

费德勒认为，领导者所采取的方式，应该与环境类型相适应，才能获得有效的领导。如果领导与下属之间关系好，工作结构明确度高，领导职权也强大，则采用以任务为目标的领导方式可获得高管理效率；如仅是领导与下属之间关系好，而工作结构明确度低，领导职权小的情况下，则以人际关系为目标的领导方式工作效率为高；当环境因素处于最好或最坏两个极端时，以任务为目标的领导方式效率较高。

在护理管理工作中，护理领导者要正确地运用自己手中的权力。护理工作任务艰巨、技术性强、服务对象是病人，这就要求护理管理者合理分配每位护理人员的工作，使护理人员明确自己的职责和任务，并在工作实践中多支持护理人员的工作，多关心护理人员的生活，创造良好的人文环境和社会环境，最大限度调动护理人员积极性，协调和处理好各方面的关系，以提高领导工作的效能。

（二）情境领导理论

情境领导理论（situational leadership theory）也是应用较广的领导模式之一，也叫生命周期理论,是由赫尔塞和布兰查德提出的。该理论的特点是把研究重点放在被领导者与领导方式之间的关系上。因此,领导行为的有效性不能离开被领导者,领导方式的选择,应视下属的成熟程度而定。

1. 成熟度 指个体对自己行为负责的能力和意愿,包括工作成熟度和心理成熟度:①工作成熟度是指一个人从事工作所具备的知识和技术水平,工作成熟度越高,在组织中完成任务的能力越强,越不需要他人指导;②心理成熟度是指从事工作的动机和意愿,人的心理成熟度越高,工作自觉性越强,越不需要外力作用。

2. 成熟度类型 根据工作成熟度和心理成熟度高低,形成了四种成熟度类型。①M_1型:能力低,动机水平低。②M_2型:能力低,但有工作愿望。③M_3型:能力高,动机水平低。④M_4型:能力高,动机水平高。

3. 领导方式 根据不同成熟度类型的员工,情境理论确定了四种相对应的领导方式。

（1）命令型 当下级的平均成熟度处于低水平时(M_1型),不能自觉承担工作责任,领导者采用高工作、低关系的命令型领导方式最有效,即向下级确定工作任务,提出工作规范要求,以指导、督促、检查为主。

（2）说服型 当下级的成熟度有一定的发展(M_2型)即初知业务,工作信心和自尊渐增,但缺乏工作技巧时,领导者宜采用高工作、高关系的说服型方式。在工作环境中不仅布置任务,还要说明任务的意义,并给予信任和尊重及提供必要的指导和帮助。

（3）参与型 当下属比较成熟(M_3型),工作经验逐渐丰富,情绪稳定,自觉积极工作,可独当一面时,领导者采用低工作、高关系的参与型方式最有效。参与型适用于有一定工作经验的员工,领导者可以适当授权,让其参与管理。领导不需要经常指导下属的具体工作,否则,被视为不信任,将影响员工的积极性。

（4）授权型 当下属发展到成熟阶段(M_4型),业务修养、专业技术、自律性和独立性较强时,领导宜采用低工作、低关系和充分授权,让下级承担适当的责任,授予下级相应的权力,领导者进行宏观控制。

下属成熟度与领导行为的关系见图 7-3。

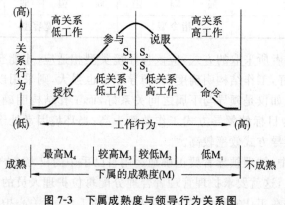

图 7-3 下属成熟度与领导行为关系图

在护理管理工作中,护理管理者究竟采用哪种类型的领导方式最有效,要根据下属(护理人员)的成熟程度而定(图 7-3)。只有领导方式适应了护理人员的工作成熟程度和心理成熟程度,才能最大限度地调动护理人员积极性,领导工作的有效性才能实现。

第三节 激励理论及其应用

激励是现代管理的核心问题。激励指激发人的动力,使人产生一种内驱力,朝向所期望的目标前进的心理与行为过程。研究激励问题,实质上是探讨人的行为动力,即探讨如何有效地调动人的积极性的问题。从护理管理的角度来理解,激励就是调动人的积极性,提高护士的工作绩效。因此,有效的激励必须符合护士的心理和行为活动的客观规律,才能达到激励目的。

一、马斯洛的需要层次理论

(一) 需要层次理论的概念和含义

美国心理学家亚伯拉罕·马斯洛(Abraham Maslow)提出的需要层次理论在需要理论中很具代表性。马斯洛在《人类动机理论》一书中,把人的各种需要归纳为五大需要(图7-4)。

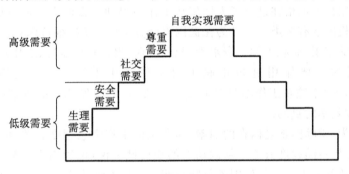

图7-4 马斯洛需要层次理论

1. **生理需要** 包括人类最原始的基本需要,如衣、食、住、行、性,即人类繁衍的最基本的需要。如果这些基本的需要不能满足,生存就发生问题。

2. **安全需要** 指对人身安全、就业保障、工作和生活的环境安全、经济保障的需求。当一个人生活或工作在惊恐和不安的环境中时,其积极性是很难调动起来的。

3. **社交需要** 指人们获得友谊、爱情和归属的需要,希望与他人建立良好的人际关系,希望得到别人的关心和爱护,在他所处的群体中占有一席之地。社交需要比生理和安全需要细致,人与人之间的差别较大。

4. **尊重需要** 指既要尊重别人又要被别人尊重的心理状态,包括自尊心、自信心、威望、荣誉、地位等。

5. **自我实现需要** 指促使自己的潜在能力得到最大限度的发挥,使自己的理想、抱负得到实现的需要。这种需要往往是通过胜任感和成就感来满足的。当人的其他需要得到基本满足以后,就会产生自我实现的需要,马斯洛认为这是人最高层次的需要。

马斯洛认为,人类行为由上述五大类需要所驱动,而这些需要又是分层次由低级到高级发展并依次提高的。低级需要容易满足,满足了就不再起激励作用;高级需要不易满足,因此,具

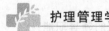

有更长久的激励作用。马斯洛的需要层次理论强调了激励的中心问题就是满足人的需要,该理论因简明、易于理解而应用广泛。

（二）需要层次理论在护理管理中的应用

马斯洛的需要层次理论强调了激励的中心问题就是满足人的需要。从满足人的需要着手,了解护士行为的原动力,就能激发他们工作的积极性。作为管理者,要想充分调动护士的主观能动性,就应做到以下几点。

1. 了解和分析护士的真正需要 组织内有许多背景不同的人,每个人的需要层次也不完全一样,了解和分析护士的需要是激励的第一步。

2. 采取多种方法满足护士的需要 每个人的行为动机在不同时间和不同情况下是不同的,所以对任何个人的激励措施要因人而异。

3. 注意满足护士物质和精神两方面的需要 许多组织只注意提供金钱,满足职工的低层次方面的物质需要。由于忽略了职工其他高层次的需要,也等于失去了激励机会,对许多人而言,精神的满足比金钱更重要。

二、赫茨伯格的双因素理论

（一）双因素理论的主要内容

美国心理学家赫茨伯格在进行了人们想从工作中得到什么的大量调查后得出结论:激发人努力工作的动机因素有两类。一类为保健因素（hygiene）,又称维持因素。这类因素具有维持职工安心工作的作用,如职工的工资水平、福利待遇、组织管理制度、工作环境等都属于保健因素。这类因素的主要作用是防止职工对工作产生不满。另一类因素是激励因素（motivator）。激励因素注重工作本身对职工的意义,由此激发职工的进取心,使他们努力工作,达到提高工作效率的目的。

赫茨伯格认为,激励因素是内在的因素,与职工的工作满意程度有关;而保健因素是外在因素,与职工的工作不满程度有关。从调动人的积极性来说,保健因素和激励因素都起作用,只是其影响行为的程度不同。保健因素是防止职工产生不满情绪的因素。良好的保健因素能为职工提供稳定的工作环境。如果一个组织内的保健因素很糟,管理者要想通过激励因素去激发职工的工作热情是很困难的。激励因素是使职工对工作感到满意的因素,因此,这些因素被认为是一种内在的激励因素。

（二）双因素理论在护理管理中的应用

1. 重视保健因素对护士情绪的影响 为护士创造良好的组织气氛和工作环境,如合理的管理制度、和谐的上下级关系、公平的分配制度等都将对护士的行为有积极的影响。

2. 重视激励因素对护士内在动力的作用 肯定护士在工作中的成功,适当授予责任、提供学习机会、为护士的成长创造条件等措施,都能从不同角度调动护士的工作热情。

3. 建立合理的奖金分配制度 奖金分配合理,管理者可以变保健因素为激励因素。奖金的分配应与个人贡献的大小挂钩,反对在分配上实行"平均主义"。让护士觉得多得奖金是组织对自己工作的认可,是他们努力工作得到的奖励。这时,奖金就不只是维持护士不产生不满情绪,而是调动了人的积极性,起到了激励的作用。

三、行为改造理论

行为改造理论（behavior modification theory）认为激励的目的是改造和修正人的行为。

这类理论研究如何通过外界刺激对人的行为进行影响和控制。本节将讨论强化理论和归因理论。

（一）斯金纳的强化理论

强化理论是美国心理学家斯金纳（B. F. Skinner）提出的。强化理论（reinforcement theory）认为，人们为了达到某种目的，都会采取一定的行为，这种行为将作用于环境。当行为的结果对他有利时，这种行为就重复出现；当行为的结果对他不利时，这种行为就会减弱或消失。根据强化的目的可分为正强化和负强化。

1. 强化理论的主要内容 ①正强化：就是通过肯定、表扬、晋升等途径奖励那些组织需要的行为，从而加强这些行为，例如对于工作优秀者给予表扬和奖励。②负强化：就是通过批评、处分、降级等手段惩罚那些与组织不相容的行为，从而削弱这些行为，例如对于考试作弊的学生，给予相应批评及处分。

2. 强化理论在护理管理中的应用 ①护理管理者要对其在工作中取得的成绩进行肯定和表扬，并给予适当的奖励；②对工作表现一般的护士也要采取不同的强化措施，对不能完成工作任务的护士要给予批评，对粗心大意出现差错并造成不良影响的要给予处分；③正强化和负强化都有激励作用，但应以正强化为主，负强化为辅，才会收到更好的效果。

（二）维纳的归因理论

归因理论是由美国心理学家维纳（Weiner）提出的。归因理论（attributional theory）认为，人的行为的发生或多或少与自身内部原因和外界环境因素有关。

1. 归因理论的主要内容 归因理论将成功与失败归因为四种可能性：①能力（稳定的内部因素）；②努力（不稳定的内部因素）；③任务的难度（稳定的外部因素）；④机遇（不稳定的外部因素）。

归因理论强调成就的获得有赖于对过去工作成功或失败的不同归因。不同的人对成功和失败有不同的归因，并会导致不同的情绪反应和行为表现。将成功归因于能力强，会增强个人信心和对工作的胜任感；将成功归因于个人努力会激发人的工作积极性。将失败归因于个人能力不足或工作难度太大，会使人产生不胜任感，对工作丧失信心；将失败归因于努力不够，会使人产生羞愧从而努力工作。

2. 归因理论在护理管理中的应用 ①护理管理者在工作中要注意了解与分析护理人员对行为的不同归因，掌握其态度与行为方向；②引导护理人员将成功归因于个人的能力和自己的努力，增强其自信；③改变护理人员对失败的消极归因，调动下属的主观能动性，例如将失败归因于机遇不佳或努力不够时，可能会使人产生更强的动机，从而更加努力，争取达到成功的目的。

四、期望理论

（一）期望理论的主要内容

期望理论是美国心理学家弗罗姆提出来的。此理论认为，当人们有需要，又有达到目标的可能，其积极性才能高。激励水平取决于期望值和效价的乘积。用公式表示是：

$$动机水平＝期望值×效价$$

动机水平即激励水平，反映一个人工作积极性的高低和持久程度。期望是指人们对某一行为导致的期望目标或结果之可能性大小的判断，即数学上的主观概率，数值在 0 到 1 之间。

期望分为两类:①达到一定工作成绩的可能性;②达到成绩后获取适当报酬的可能性。效价则是指人们对所期望目标的重视程度或评价程度,即主观认为目标能够满足自己需要的程度。

期望理论在管理实践中产生了重大的影响。作为一种分析工具,它能使管理者明确了解职工的积极性是否已被充分调动,若没有充分调动,应找出原因。若想有效地激发职工工作动机,必须正确处理好三种关系:①努力与工作成绩的关系,人们通过努力有较大可能获得好成绩,也即期望值较高时,就会信心十足地去做好工作;②工作成绩与奖酬的关系,即职工做出的成绩和期望得到的奖酬之间的关联性,对此,管理者应制订出按劳分配的工资和奖励制度,使职工多劳多得,并保持奖励政策稳定;③奖酬与满足需要的关系。任何奖酬只有对人产生足够大的吸引力时才会激发积极性。奖励相同,不同的人所体验到的"效价"可能不同,因此奖励要因人而异,内容丰富,形式多样。这样才能最大限度地调动职工的积极性。

(二)期望理论在护理管理中的应用

从期望理论的观点看,护士的工作动机,即投入工作努力的大小,取决于护士获得期望结果可能性的大小。如果护士达到了工作目标,他们是否会得到应得的报酬,这种报酬是否能满足护士的个人需要,用期望理论指导激励主要通过以下几方面。

1. 强调期望行为　管理者有责任让所有的护士非常清楚地明白什么样的行为是组织所期望的行为。同时,管理者应该让护士了解组织将按什么标准来评价其行为。例如,要求护士参加专业知识培训是一种期望行为,那么培训后考试须达到80分以上就是评价标准。

2. 强调工作绩效与奖励的一致性　管理者应让护士认识到什么样的工作结果能得到奖励,使护士看到奖酬与其工作绩效是相联系的。这样,护士可以自觉评价自己努力的程度和绩效结果,以调动工作积极性。

3. 重视护士的个人效价　护士对报酬有不同的价值观。有人重视金钱、物质方面的奖励,但有人更重视领导的称赞和组织的认可等精神方面的鼓励。因此,管理者应重视护士对报酬反应的个人倾向性,最大限度满足护士的期望。

第四节　冲　　突

处理冲突的能力是领导者必须具备的重要能力之一。研究表明,100位主任以上的管理者每年要用4.6周的工作时间来处理冲突。另一研究表明:76位总经理、66位中层经理24%的工作时间用于处理冲突;学校、医院、城市管理者需要约49%的时间注意、关心和处理冲突。上述调查表明冲突处理在日常管理工作中占有较重要的位置,必须引起足够重视。

一、冲突的概念

冲突是指群体内部个体与个体之间、个体与群体之间存在的互不相容、互相排斥的矛盾,使彼此之间的关系出现紧张状态。

人们对冲突在组织中作用的认识是一个逐步发展、变化的过程,有三种基本观点:①传统观点认为,冲突具有破坏性,应当避免;②人际关系观点认为,冲突是不可避免的,有时可能会对组织有利,应当接纳冲突;③交互作用观点认为,一定水平的冲突能够使组织保持生命力、自我反省能力和创新力,所以不仅应该接纳冲突,而且应当鼓励管理者维持最低水平的冲突。

二、冲突的分类

虽然人们开始接受冲突,但并不是说所有的冲突都是好的。有些冲突可以增进组织目标的实现,促进小组工作绩效,对组织工作有利,属于建设性冲突,其性质是良性的。对这样的冲突,组织可以接受,也值得提倡。另一些冲突破坏员工士气,妨碍小组工作绩效,对组织的整体性和有效性起破坏作用,这类冲突属非建设性冲突,应当避免和杜绝。

(一) 建设性冲突

1. 概念　指能够支持小组实现工作目标,对小组工作绩效具有积极建设意义的冲突。

2. 建设性冲突的特点　①双方都关心实现共同目标和解决现有问题;②双方愿意了解彼此的观点,并以争论问题为中心;③双方争论是为了寻求较好的方法来解决问题;④相互信息交流不断增加。

3. 建设性冲突的积极作用　可以促使组织或小组内部发现存在的问题,采取措施及时纠正;可以促进组织内部门与小组间的公平竞争,提高组织效率;可防止思想僵化,提高组织和小组决策质量;建设性冲突还可激发组织内员工的创造力,使组织适应不断变化的外界环境。

(二) 非建设性冲突

1. 概念　指阻碍小组工作达到目标,对组织和小组绩效具有破坏意义的冲突。

2. 非建设性冲突的特点　①双方极为关注自己的观点是否取胜;②双方不愿听取对方意见,而是千方百计陈述自己的理由,抢占上风;③以问题为中心的争论转为人身攻击的现象时常发生;④互相交换意见的情况不断减少,以至完全停止。

3. 非建设性冲突的消极作用　对组织和小组发展起消极破坏作用;造成组织内成员心理紧张、焦虑,导致人与人之间相互排斥、对立,削弱小组或组织战斗力;使士气涣散,破坏组织的协调统一,阻碍组织或小组目标实现。

区别建设性和非建设性冲突的标准是小组的工作绩效。由于小组存在的目的是达到或实现工作目标,因此判断冲突性质的依据是冲突是否促进小组目标实现。尽管有时冲突对小组成员个人来说是非建设性的,但只要对小组实现工作目标有利,这种冲突就是建设性冲突。

三、产生冲突的原因

(一) 领导与下属产生冲突的原因

领导对下属实施领导,应该按照一定的目标、任务、标准、程序等要求规范下属的行为。领导与下属之间发生矛盾的原因是多方面的,有领导自身素质的缺陷,有思想方法与工作方法的不当,有交换、协商、沟通的不及时,有利益上处理得不公正等。由于上述原因,领导与下属之间发生矛盾冲突是不可避免的,关键是怎样处理矛盾与冲突。

(二) 组织中下属之间产生冲突的原因

1. 个人价值观不同造成冲突　价值观是人对事物的评价。不同人对护理职业的价值观不同,是造成护理人员冲突的重要原因。

2. 信息沟通不良造成冲突　指沟通的量、态度及方法的不恰当。

3. 认识冲突　认识上正确与错误、创新与守旧等因素造成冲突。

4. 利益冲突 个人本位利益考虑过多,对他人利益及整体利益考虑较少而造成冲突。

5. 个人心理行为的差异造成冲突 例如有的人性情温和、内向,有的人性情暴躁、外向,这两类人员相处和共事,有可能引起冲突。

6. 工作竞争引起冲突 正常竞争能促进成员积极向上、奋发图强。如果片面强调竞争,不注意相互合作,可能会引起冲突。

（三）部门之间产生冲突的原因

1. 各部门之间目标上的差异 由于分工不同的各部门、单位,在执行工作过程中,常以本部门利益为中心,忽视组织大目标及其他部门的协调,而相互隔绝,致使冲突产生。

2. 各部门之间认识上的差异 例如实施两种工作方案,由于两部门认识上的不同,意见难以协调,有可能引起部门或团体间的冲突。

3. 各部门之间的职责权限划分不清 例如,对于不断发展而出现的新任务或工作上的交叉,部门之间产生互相推诿或争权,由谁承担某任务等问题存在不同看法,甚至贯彻不力,易引起部门间的冲突。

4. 各部门的需要没有获得正当的满足 例如,各部门为完成任务,需要一定的资金、物资或人力,而部门间认为分配不均,没有获得满足,导致部门间的冲突。

5. 不健康的思想意识或不良的团体作风 也可以引起部门间的冲突。

由上述原因而造成的冲突,不仅造成各部门之间的关系不协调,也会给组织系统工作带来不良影响。处理好组织内各部门之间的关系,对形成组织的合力、发挥整体效应具有重要作用。

四、处理冲突的基本策略

（一）迁就

迁就方式指的是合作和不武断的行为。冲突一方把对方的利益放在自己的利益之上,一方愿意做出自我牺牲,以保持部门双方的和谐关系。迁就一般适用于冲突持续发展会影响整体目标实现,在短期内保持协调和避免分裂格外重要时;或合作至高无上时;或勇于承认错误,知错就改,诚信待人时;或问题的争端对己无大碍,但对对方却至关重要时。

迁就别人是为了维持友好的关系,迁就他人自然会受到别人的欢迎,但有时在重要问题上迁就别人,可能会被视为软弱。迁就策略的行为特点是:宽容别人,为了合作不惜牺牲个人的目标。

（二）回避

回避是指一个人意识到冲突的存在,希望逃避或抑制而采取的既不合作,也不维护自身利益,一躲了之的办法。回避方式的特征是双方意识到冲突的存在,却试图忽略冲突,都不采取任何行动,不产生正面对抗,冲突被掩盖。回避策略的缺点是采取回避的办法可以维持暂时的平衡,但不能最终解决问题。

回避策略的行为特点包括:它是不合作的,也是不武断的;对自己、对别人都没有什么要求;忽视和放过问题,否认问题。当尚未解决的冲突影响到目的实现,回避方式将导致对组织的消极结果。一般人们遇到以下情况时会使用回避策略:冲突的事件微不足道,不重要也不紧急时;当自己的利益无法满足的时候;冲突带来的损失大于解决问题所带来的利益时;冲突双方都在非理性的情绪中,需要双方保持冷静时;为获取更多的信息而暂时回避;当别人能够更有效地解决问题时。

（三）合作

合作是指主动与对方一起寻求解决问题的办法，是一种互惠互利的双赢。双方的意图都可以坦率地澄清，不是我迁就你，你迁就我。通常合作的方式比较受欢迎，是一种能适应多种环境的"你好，我也好"的策略。

但合作也有不可避免的缺点：合作是一个漫长的谈判和达成协议的过程，时间很长；有时在解决思想冲突上也不一定合适，解决思想问题多半是一方说服另一方，竞争的方式更适合。

合作策略的行为特点包括：双方的需要都是合理或重要的，哪一方放弃都不可能，也不应该；对相互支持高度尊重，双方愿意合作来解决问题。当遇到以下情况时，人们往往使用合作策略：当双方的利益都很重要，而且不能够折中，力求一致的解决方案时；当目的是学习、测试、假想、了解他人观点时；当需要从不同角度解决问题时；为了获得他人的承诺，决策中有必要融入他人的主张时。

（四）妥协

妥协是指双方都愿意做出让步，目的在于得到一个双方都可以接受的方案。妥协的方式没有明显的输家和赢家，在非原则问题上较适合。例如，员工接受了每小时 1.5 元的加薪，但最初所提出的要求是 2.5 元。而企业达不到 2.5 元这个要求，所以产生了 1.5 元的这个加薪方案，这就是一种妥协。妥协策略的行为特点：是一种中等程度的合作和中等程度的武断；双方都达到自己最基本的目标。

当遇到以下情况时，人们会使用妥协策略：当目标的重要性处于中等程度的时候；双方势均力敌；要寻找一个复杂问题的暂时性解决方法；面临时间压力时，没有更多的时间去合作；协作与竞争方法失败后的预备措施。

（五）强迫

强迫是指冲突一方为了达到自身利益的最大化，不考虑给对方所造成的任何影响和后果，甚至不惜损人利己。它将帮助一方达成目标，强迫倾向的一方认为冲突的解决意味着非赢即输，表现为直接对抗，绝不相让。在某些情境下强迫方式可能是必要的，包括：①为了组织的生存和利益必须采取不受欢迎的行动；②紧急情况需要迅速行动；③需要采取行动来保护本部门利益和阻止其他部门的时候。

（六）护理管理者处理冲突的策略

作为护理管理人员，在工作中要与上下左右的人打交道，由于沟通、组织结构、个人等因素，冲突时有发生。在组织或小组内发生冲突是不可避免的，但作为管理者，正确认识冲突的性质，积极引导建设性冲突，保持组织的生命力，及时处理非建设性冲突，避免这类冲突给组织带来的不利影响，才能保证管理的有效性。

护理管理者在处理本单位冲突时以下几点建议可作为参考。①充分认识冲突在组织内部的不可避免性，同时要明白并不是所有的冲突都是破坏性的，并欢迎在自己的工作单位存在一定程度的分歧。②在护士之间发生冲突时应从让护士自己解决问题的角度来帮助他们处理冲突。帮助其了解彼此沟通的必要性，同时让其知道你信任他们解决分歧的能力。③当你亲自处理护士之间发生的冲突时，有两点需时刻记住：一是信任，二是合理。首先要创造一个解决问题的气氛，在倾听冲突当事人陈述时，要随时把自己看作是一个客观的观察者，而不是一个家长或仲裁者。在整个过程中不要批评或否认人的正常感情，如生气、激动、害怕等。在陈述自己的看法时随时确认自己没有偏向一边，重点放在如何保持冲突双方的关系。④确认在本

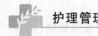

单位内长期抱怨的人,找出抱怨的原因并着手解决。这一点很重要,因为长期抱怨的行为会造成组织内工作气氛的不协调,是发生冲突的潜在原因之一,会给整个工作环境带来不利影响,妨碍组织工作效率。

第五节 领导艺术与效率

领导艺术是非规范化的个人经验,具有较强的实用性和个体差异。领导者承担着10种角色,即领导者、联系者、代表者、监督者、传播者、代言人、企业家、资源调配者、调停者和协调者。在实际工作中,护理管理者同时还是教育者和变革者。护理管理者要面对着性格不同、社会文化背景不同的护理人员以及服务对象,要实现正确、有效的管理,就必须具有良好的领导艺术,从而提高领导效率。

一、提高影响力

(一)成功的领导与有效的领导

在领导活动中,领导者在对他人的行为施加影响的时候,其可能是成功的,也可能是不成功的。但成功的领导不一定是有效的。人们需要的领导应该是成功且有效的。

领导者如果只考虑成功,则倾向于强调位置与权力,并严密地进行监督和控制。如果既考虑成功又讲效率,就不仅仅依靠位置和权力,而且也会尊重别人,给人以自我实现的机会,管理中采用监督和控制也是一般性的。成功而无效的领导,只能短期地影响别人的行为;成功而有效的领导,才能长久地影响别人的行为。

(二)如何提高影响力

领导者的影响力包括权力性影响力和非权力性影响力。领导者应正确使用权力性影响力,要注意提高非权力性影响力。只有正确使用两种影响力,才能取得良好的效果。

1. 正确使用权力性影响力 权力性影响力是组织赋予的,是通过职权体现的。使用权力性影响力应注意以下几点。

(1)审慎 使用权力性影响力应持审慎态度。因为权力的最大作用产生于权力使用之前。强制性手段只能适度使用,尤其是不可以滥用惩罚,过多使用强制、惩罚的手段会使下属产生驱使感,因而影响其积极性和工作效率。

(2)无私 使用权力性影响力要具有无私精神。权力不可以炫耀,不可以滥用,尤其不可以权谋私,追求个人特权,否则会使下属产生对抗。

(3)授权和指导 使用权力要善于授权和指导。在授权中将管理中的监督与具体指导结合起来,执权者要善于向下属讲清楚做什么、为什么,并使下属在一定范围内具有一定的参与权和决策权,形成大权集中、小权分散,这样既可以沟通上下级关系,又可以培养人才,能够有效地发挥权力的作用。

2. 提高非权力性影响力 非权力性影响力在领导影响力中占主导地位,从某种意义上讲是起决定性作用的影响力,更能激发人们的自觉性。提高非权力性影响力,主要是要提高领导的自身素质、能力和领导艺术,包括有强烈的进取心、高度的责任感,勇于承担责任,正直、诚实、言行一致、赢得信赖,具有高度的自信心,有足够的解决问题和进行决策的智慧,拥有较高的、与工作相关的知识水平和广博的知识面等。

二、有效统筹时间

提高工作效率是十分重要的领导艺术,是国内外管理学界都非常重视的问题。这方面的研究不仅有不少专著,而且有专门的训练班对领导者进行提高工作效率方面的训练,如领导人的会议术、时间术、用人术等。提高工作效率首先是领导者要有正确的认识,其次是要掌握一定的方法。

(一) 先做最重要的事

一个人的时间和精力是有限的,领导者也不例外。要提高领导工作效率,要学会对工作进行衡量,分出轻重缓急,最重要的事情优先做。一般具有全局性、时间性的事情或工作是最重要的。要注意不颠倒工作的主次,对于不必要的事情要有毅力拒绝,要有自我约束力,不随意干预下一层次的事。

(二) 善于运筹时间

提高工作效率就是提高时间的利用率和有效性。运筹时间就是按一定规则对时间的消耗进行自我管理。领导者首先要建立时间成本效益观念,珍惜时间,其次要掌握一定的方法。常用方法如下。

1. 时间分类管理法　把主要的时间和精力用于处理 A 类事情和 B 类事情,将这两类事情做好,就是抓住了关键。

2. 用较多的时间处理困难的问题　困难问题往往是主要矛盾,解决了就会使工作有较大起色。处理困难问题需要调查研究,需要学习思考,所以要安排较多时间去处理。领导者切忌使自己整天陷于琐碎的事务性工作。

3. 记录、分析利用时间的有效性　可以详细记录一周活动,然后分析时间利用情况、时间浪费的原因等。

4. 充分利用零星时间　利用零星时间处理日常工作,保证整段时间不被分割,用于处理重点工作。

(三) 提高会议效率

会议是讨论问题、沟通信息、交流思想、协调行动的重要方式。由于领导工作中会议占有相当的比例,所以提高会议效率是一个非常现实的问题。如何提高会议效率,有如下经验和做法。

1. 会议六戒　指有以下六种情况的会议不开:①没有明确的议题;②议题过多;③没有充分的准备;④可以用其他方式解决;⑤没有迫切需要;⑥会议成本过高。

2. 主持会议原则　主持会议应遵循以下原则:①发言准确,只谈与议题有关的事情;②禁止开小会;③会议结果与议题相符;④说短话,开短会,不搞疲劳战术;⑤反对迟到。

三、护理领导艺术

(一) 决策艺术

护理管理者应具有审时度势、主动灵活的决策艺术。决策是指为了达到某一特定的目标,

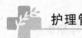

借助一定的科学手段和方法,从两个以上可行方案中选择最佳方案并付诸实施的过程。

护理管理者应结合医院的情况,在领会领导指示的前提下,集广大护士集体的智慧制订不同的方案,经过考察筛选出最佳方案。在实施方案时一定要考虑护理工作的复杂性与多样性,始终应以严格的质量控制为根本,统筹全局,具有一定的应变能力和处理突发事件的能力,根据实际情况做出非程序的决策。

(二) 指挥艺术

护理管理者应具有树立威信、勇担责任的指挥艺术。作为护理管理者,平时要不断加强自己品德、才能、知识、能力的修养,在护士中树立较高的威信,增强自身的凝聚力和号召力,使下属从心理上信服、尊敬和依赖、顺从,才能使护理管理的指挥有力、有效。在遇突发事件时,有良好的控制能力和指挥力,能随时调度工作以适应抢救的需要等,并在紧急关头不计较个人得失,勇于承担责任。

(三) 协调艺术

护理管理者应具有广开渠道、沟通八方的协调艺术。护理管理者应处理好各方面的人际关系,建立良好的护患、医护关系,以及与兄弟科室、辅助科室、后勤供应、器械维修等各部门建立良好关系,使各方面处于良好的运转状态,这样才能提高效率。

同时,护理管理者应善于沟通,沟通是人与人的一种交往形式。一位具有管理艺术的护理管理者,应善于用简练的语言表达自己的意图,不会当众训斥、责备护士。不要伤害护士的自尊心,应善于耐心倾听他人意见和多用鼓励的语气,增强护士的自信心。

(四) 激励艺术

护理管理者应具有针对需要、激人发奋的激励艺术。激励是指激发人的行为动机的心理过程,即调动人的积极性,唤起人的内在动力,努力使其朝着组织所期望的目标前进。一个好的护理管理者除了发现、解决、预防问题之外,最重要的是对护士的优点懂得激发与应用。要充分运用激励机制,在自己的权力范围内,公正、公平地推荐护士晋升、外出学习,采用奖金分配等激励资源,给予精神、物质上的关照,鼓励每位护士实现自己的理想,增强护士的事业心与责任感,以激发护士的工作热情。例如,在日常排班中,尽可能照顾护士在生活和学习中的需要,以调动护士的工作热情。

(五) 用人艺术

在用人艺术上,特别强调知人善任,善于与人共事。

1. 做到知人善任 知人就是要知人之所长和人之所短。善任就是要用其所长而避其所短。知人才能善任,善任才能发挥人的潜力和积极性。要把发现人才、任用人才当作自己的职责要求,应该力争做到一不要任人唯亲,二不要任人唯资,三不要任人唯顺,四不要任人唯全。只有知人善任,才能成就事业。

2. 善于与人共事 一要能善于和人求同存异,搞好上下左右团结,使大家同心同德干事业;二要把工作的成绩、利益、荣誉和自己的下属同享,千万不能把功劳都归于自己,把错误都归于别人;三要同甘共苦,有福同享,有难同当,劳苦在先,享受在后,关心别人胜于关心自己。

(六) 创新艺术

要求管理者首先应有创新思维:①管理者要纵观全局,把握发展时机和发展方向,发现主要矛盾,拟定创造性的行动方案,并有效地组织实施。②灵感是一种最佳的创造力。灵感是思想高度集中、情绪高涨时突然表现出来的创造能力。护理管理者要培养这种灵感思维艺术，就要以平时经验的积累为基础、以特殊的信息触发为机缘，以求异思维催发灵感的方法，来训练思维的灵感点。③侧向思维："他山之石，可以攻玉"。为了进行创新，管理者必须广泛地吸纳其他学科、其他业务领域及其他单位之长，从不同角度启发自己的思维，从而提高创新的艺术。

（七）授权艺术

护理管理者应具有知人善用、任人唯贤的授权艺术。授权是指上级授给下属一定的权力，使护士工作有目标、有相应的自主权，容易增强其事业心和责任感，使其工作既有干劲又有创新，在上级的监督下能较好地完成各项工作任务。同时，授权可以减轻护理管理者的工作压力和补充护理管理者的精力不足，有利于提高工作效率和提高护理管理者的水平和能力。

 现学现用

小张 3 年前担任医院感染管理科科长一职，其他 4 位员工分别来自临床一线的医疗、护理、检验、药剂科室。小张上任后，首先了解了员工的业务专长和个人特点，明确划分了工作责任。在工作中十分强调沟通的重要性，积极倡导与临床各科室的协调配合，并且一直提倡和鼓励创新思路解决问题。几年来，该部门工作绩效高，学习能力强，凝聚力强，工作满意度高。然而，最近小张越来越感到本部门的创新氛围大不如前，现在部门的 4 名成员对本职工作都非常熟悉，工作完成情况较好，但就是感到他们都有一种不思进取的态度，而且自满的态度在部门成员平时的交谈中表露无遗。

请问：

1. 小张在工作之初如何创建高效能团队？

2. 团队后来出现了一些问题，你认为从领导的角度该如何解决？

练习与检测

单项选择题：

1. 下列属于领导者权力性影响力的构成因素是（ ）。

A.感情因素　　　B.能力因素　　　C.知识因素　　　D.职位因素

2. 下列属于领导者非权力性影响力的构成因素是（ ）。

A.传统因素　　　B.职位因素　　　C.资历因素　　　D.能力因素

3. 领导者权力性影响力的特点是（ ）。

A.使下属的心理与行为表现为被动和服从

B.不带有强制性

C.以内在感染的形式发挥作用

D.比较稳定和持久

4. 领导者非权力性影响力的特点是（ ）。

A.由外界赋予的影响力　　　　　B.具有强迫性和不可抗拒性

C.影响力广泛而持久　　　　　　　　D.随职位升高而增强

5.根据领导行为四分图理论,对新上岗的护士最适宜采取的领导方式是(　　)。

A.高任务,高关心人　　　　　　　　B.高任务,低关心人

C.低任务,高关心人　　　　　　　　D.低任务,低关心人

6.根据领导行为四分图理论,对初步成熟的护士最适宜采取的领导方式是(　　)。

A.高任务,高关心人　　　　　　　　B.高任务,低关心人

C.低任务,高关心人　　　　　　　　D.低任务,低关心人

7.根据领导行为四分图理论,对比较成熟的护士最适宜采取的领导方式是(　　)。

A.高任务,高关心人　　　　　　　　B.高任务,低关心人

C.低任务,高关心人　　　　　　　　D.低任务,低关心人

8.根据领导行为四分图理论,对成熟的护士最适宜采取的领导方式是(　　)。

A.高任务,高关心人　　　　　　　　B.高任务,低关心人

C.低任务,高关心人　　　　　　　　D.低任务,低关心人

9.在管理方格理论中,最理想有效的领导行为类型是(　　)。

A.1.1型管理　　　B.1.9型管理　　　C.9.9型管理　　　D.9.1型管理

10.在管理方格理论中,贫乏管理的领导行为类型是(　　)。

A.1.1型管理　　　B.1.9型管理　　　C.5.5型管理　　　D.9.1型管理

11.费德勒的权变理论中对领导效果最有利的环境条件是(　　)。

A.上下级关系好,工作任务结构明确,领导者职权强

B.上下级关系好,工作任务结构明确,领导者职权弱

C.上下级关系好,工作任务结构不明确,领导者职权强

D.上下级关系差,工作任务结构明确,领导者职权强

12.费德勒的权变理论中对领导效果最不利的环境条件是(　　)。

A.上下级关系好,工作任务结构不明确,领导者职权弱

B.上下级关系差,工作任务结构明确,领导者职权强

C.上下级关系差,工作任务结构明确,领导者职权弱

D.上下级关系差,工作任务结构不明确,领导者职权弱

13.情境领导理论认为,与选择领导方式有关的因素是(　　)。

A.上下级关系　　B.领导者职权　　C.组织内上下沟通　D.下属的成熟度

14.情境领导理论认为,适宜采用命令型领导方式的员工成熟度类型是(　　)。

A.能力低,动机水平低　　　　　　　B.能力低,动机水平高

C.能力高,动机水平低　　　　　　　D.能力高,动机水平高

15.情境领导理论认为,适宜采用说服型领导方式的员工成熟度类型是(　　)。

A.能力低,动机水平低　　　　　　　B.能力低,动机水平高

C.能力高,动机水平低　　　　　　　D.能力高,动机水平高

16.情境领导理论认为,适宜采用参与型领导方式的员工成熟度类型是(　　)。

A.能力低,动机水平低　　　　　　　B.能力低,动机水平高

C.能力高,动机水平低　　　　　　　D.能力高,动机水平高

17.情境领导理论认为,适宜采用授权型领导方式的员工成熟度类型是(　　)。

A.能力低,动机水平低　　　　　　　B.能力低,动机水平高

C. 能力高,动机水平低　　　　　　　　D. 能力高,动机水平高

18. 根据情境领导理论,命令型领导方式的含义是(　　)。

A. 高工作,低关系　　B. 高工作,高关系　　C. 低工作,高关系　　D. 低工作,低关系

19. 根据情境领导理论,说服型领导方式的含义是(　　)。

A. 高工作,低关系　　B. 高工作,高关系　　C. 低工作,高关系　　D. 低工作,低关系

20. 根据情境领导理论,参与型领导方式的含义是(　　)。

A. 高工作,低关系　　B. 高工作,高关系　　C. 低工作,高关系　　D. 低工作,低关系

21. 根据情境领导理论,授权型领导方式的含义是(　　)。

A. 高工作,低关系　　B. 高工作,高关系　　C. 低工作,高关系　　D. 低工作,低关系

22. 根据情境领导理论,M_1型的成熟度构型的含义是(　　)。

A. 能力低,动机水平低　　　　　　　　B. 能力低,动机水平高

C. 能力高,动机水平低　　　　　　　　D. 能力高,动机水平高

23. 根据情境领导理论,M_2型的成熟度构型的含义是(　　)。

A. 能力低,动机水平低　　　　　　　　B. 能力低,动机水平高

C. 能力高,动机水平低　　　　　　　　D. 能力高,动机水平高

24. 根据情境领导理论,M_3型的成熟度构型的含义是(　　)。

A. 能力低,动机水平低　　　　　　　　B. 能力低,动机水平高

C. 能力高,动机水平低　　　　　　　　D. 能力高,动机水平高

25. 根据情境领导理论,M_4型的成熟度构型的含义是(　　)。

A. 能力低,动机水平低　　　　　　　　B. 能力低,动机水平高

C. 能力高,动机水平低　　　　　　　　D. 能力高,动机水平高

26. 护士长根据工作任务的难度选择适当的工作任务授权给某位护士,是遵循了授权的哪项原则?(　　)

A. 量力授权原则　　B. 合理授权原则　　C. 以信为重原则　　D. 带责授权原则

27. 随着医学模式的转变,护理组织创建以病人为中心的新服务理念,属于下列哪项创新内容?(　　)

A. 管理创新　　　　B. 制度创新　　　　C. 市场创新　　　　D. 文化创新

28. 护士长根据护理人员的工作特长合理安排岗位以发挥他们的最大工作潜能,反映了护士长的哪项领导效能?(　　)

A. 时间效能　　　　B. 用人效能　　　　C. 决策效能　　　　D. 办事效能

29. 领导效能测评过程中需要遵循的总原则是(　　)。

A. 实事求是原则　　B. 以人为本原则　　C. 动态测评原则　　D. 综合测评原则

30. 决策过程中最关键的步骤是(　　)。

A. 调查研究,发现问题　　　　　　　　B. 系统分析,确定目标

C. 拟订方案,采取对策　　　　　　　　D. 总体权衡,选定方案

答案:

1. D　2. D　3. A　4. C　5. B　6. A　7. C　8. D　9. C　10. A　11. A　12. D　13. D

14. A　15. B　16. C　17. D　18. A　19. B　20. C　21. D　22. A　23. B　24. C　25. D

26. B　27. D　28. B　29. A　30. D

(徐　娇　朱林美)

第八章 护理质量管理

学习目标

了解:护理质量管理的作用与意义;护理业务技术管理的方法。

熟悉:护理质量管理的原则及特点。

掌握:护理质量管理的概念、PDCA循环的步骤及特点。

运用:根据PDCA循环理论制订护理质量改进方案。

　　质量是医院生存发展的基础,是医院管理的核心工作。护理质量管理是护理管理的核心,是应用质量管理的基本原理和方法,对构成护理质量的各要素进行计划、组织、控制与持续改进,以保证护理工作达到规定标准,满足并超越服务对象需求的过程。强化护理质量管理是护理管理的核心内容和永恒主题,是为病人提供优质、安全的医疗服务必不可少的重要保证,是提高医院核心竞争力的重要举措。

案例引导

　　某病人A型血,共需输注3袋红细胞悬液,护士在更换血袋时拿了另一位B型病人的血,输注时病人在睡觉,核对时病人也未听清,含糊应对,幸好这时护士长及时到场,立即更换血袋,未造成严重后果。

　　请问:

　　1. 护士是否存在过失行为? 为什么?

　　2. 如果你是护士长,应如何加强预防护理缺陷管理,杜绝医疗事故的发生?

第一节 概 述

　　随着科学技术的进步和人类需求的变化,质量管理理念和方法也在不断变化发展。21世纪是"质量的世纪",医疗质量不仅关系到人民健康需求的满足,也关系到医疗机构自身的生存与发展。学习护理管理有必要了解护理质量管理的相关理论和质量管理最新进展,并应用于护理管理实践中。

一、质量管理概念与意义

(一)质量管理相关概念

1. 质量 又称为"品质"。常用于两个不同范畴:一是指"衡量物体惯性大小的物理质量"或"物体中所含物质的量";二是指产品、过程或服务满足规定要求的优劣程度。在管理学中指第二种含义。国际标准化组织对质量的定义:"反应实体满足明确和隐含需要的能力的特性总和"。

质量一般包含 3 层含义,即规定质量、要求质量和魅力质量,规定质量是指产品或服务达到预定标准;要求质量是指产品或服务的特性满足了顾客的要求;魅力质量是指产品或服务的特性超出顾客的期望。

2. 质量意识 指一个组织及其员工对待质量的态度和信念,是一种自觉地去保证工作质量和服务质量的意志力。质量意识体现在每一位员工的岗位工作中,也集中体现在组织最高决策层的岗位工作中,它对质量行为起引导和规范的作用。

3. 质量管理 组织为使产品或服务质量能满足质量要求,达到顾客满意而开展的策划、组织、实施、控制、检查、审核及改进等有关活动的总和。质量管理的核心是制订、实施和实现质量方针与目标,质量管理的主要形式是质量策划、质量控制、质量保证和质量改进。它是全面质量管理的一个中心环节。

4. 质量体系 指为实施质量管理所建构的组织结构、实施程序和所需资源的总和。它是全面质量管理的基础。

5. 质量策划 确定质量目标和要求及采用质量体系要素,并规定必要运行过程和相关资源的活动。

6. 质量控制 指为到达质量要求所采取的贯穿于整个活动过程中的操作技术和监视活动。

7. 质量保证 为了向服务对象提供足够的信任,表明组织能够满足质量要求,而在质量体系中实施并根据需要进行证实信任度的全部有计划和有系统的活动。质量保证分为第一、第二、第三方保证。

8. 持续质量改进 指增强满足要求的能力循环活动。

(二)质量观演变

质量观是人们对质量的认识与看法。人们对质量的认知是一个发展变化的过程,它经历了 4 个不同的阶段。

1. 符合性质量阶段 这一理念始于 20 世纪 40 年代,其基本观点是,质量以符合现行标准的程度作为衡量依据。"符合标准"就是合格的产品,符合的程度反映了产品质量的水平。只有定义了产品的规格标准,产品才可以被有效地检查,才能确定产品的符合度。由此,使用"符合性质量"概念更适合于描述产品的标准化程度,这个阶段只局限于以产品本身的指标来衡量。

2. 适用性质量阶段 这一理念始于 20 世纪 60 年代,其基本观点是,质量应该以适合顾客需要的程度作为衡量的依据,这是从使用产品的角度来定义产品质量。从"符合性"到"适用性",反映了人们在对质量的认识过程中,已经开始把顾客需求放在首要位置。两者根本的区别是:前者可以用明确的规格作为生产过程中检查的标准;而后者则存在一个问题,即客户的需求并不能够被完全地转化成为规格定义,也就是说衡量产品最终的质量标准不能仅仅是产品的规格,还应该包括客户隐含的期望。

3. 满意性质量阶段 "满意性质量"这一概念产生于 20 世纪 80 年代,质量管理进入到全面质量管理阶段。这一时期所提出的"全面顾客满意"概念又将质量管理带入一个新的阶段。全面质量管理的理念是组织应该以"全面顾客满意"为核心,它涉及组织运行的全部过程,组织的全体员工都应具有质量管理的责任。全面质量满意体现在产品整个生命周期中所有用户的满意。全面质量满意还应包括组织本身的满意与自然、社会环境相适应。开展全面质量管理四个基本要素是:全员参加、顾客至上、树立标杆、不断改进。全员参加是指全面质量管理要求医院的全体员工都加入质量管理工作中来。所有的员工都要树立顾客至上的思想,努力发现顾客想要什么,并且努力满足顾客的需要和期望。树立标杆是指找出其他医院比自己做得更好的方面,然后加以学习和改进。不断改进则要求组织的所有方面都不断地实施小的、逐步改进的措施。

4. 卓越性质量阶段 "卓越性质量"这一理念产生于 20 世纪 90 年代。摩托罗拉、通用电气等世界顶级企业相继推行"六西格玛管理法",逐步确立了全新的卓越质量观念。"六西格玛管理法"的质量标准之所以称为卓越质量,是因为它的合格率达到 99.99966%,也就是说,每 100 万次操作或服务机会中仅有 3.4 次错误,这几乎趋近于人类能够达到的最为完美的境界。"六西格玛管理法"是菲利浦·克劳士比"零缺陷"质量管理的思想在实践中的应用。它的衡量依据有三项:一是体现顾客价值,追求顾客满意和顾客忠诚;二是降低资源成本,减少差错和缺陷;三是降低和抵御风险。

二、护理质量管理

护理质量是指护士为患者提供各项服务的过程和效果,即满足规定要求的优劣程度。护理质量首先要以满足病人的需求为目的。随着医疗水平的进步,医学模式的转变和个体需求的多样化,人们对护理服务的期望值也在不断提高。

护理质量管理是指按照护理质量形成的过程和规律,对构成护理质量的各要素进行计划、组织、协调和控制,以保证护理服务达到规定的标准、满足甚至超越服务对象需要的活动过程。

(一)护理质量管理基本任务

护理质量管理旨在使护理人员的业务行为活跃、职业道德规范、护理服务过程各方面都符合质量的客观要求并满足病人的合理需求。通过质量控制,阻断和改变某些不良状态,使护理始终处于对工作和病人有利的、良好的符合质量标准要求的状态,用最佳参数、最短时间、最好技术、最低成本,达到最优的护理效果。

1. 建立护理质量管理体系,明确质量管理职责 护理质量是在护理服务过程中逐步形成的,只有使护理服务活动过程中影响质量的因素处于受控状态,形成一个目标统一、职权职责明确、任务具体、协调一致的管理体系,才能有效地调动各部门、各级护理人员、各种质量要素,才能有效地组织各项工作和活动,才能有效地实施护理质量管理,保证护理服务质量的不断提高。因此,建立完善的护理质量管理体系是开展质量管理、实现质量方针和质量目标的重要保证。

2. 加强护理质量教育,强化质量管理意识　护理质量教育是护理质量管理的重要基础工作,而护理质量管理的关键因素是人的管理。护理质量教育的首要任务是不断强化全体护理人员的护理服务质量意识,使其认识到护理质量管理的责任和重要性,树立质量第一、以病人为中心的质量意识,形成"零缺陷"的质量管理理念;其次,通过护理质量教育,使护理人员在临床护理工作中自觉地掌握和运用护理质量管理的方法和技术,不断地提高护理服务质量。

3. 制订护理质量标准,规范护理行为　护理质量管理的核心是制订科学的护理质量标准。护理质量标准是护理质量管理的基础,也是规范护理行为的依据。因此,只有制订科学的护理质量标准体系,才能达到规范护理行为的目的。

4. 进行全面护理质量控制,保证护理质量　用科学的技术和先进的护理质量管理方法,发动各部门和全体成员参与,有效地对影响护理质量的全过程和各个要素进行全面的质量控制。同时,建立护理质量信息反馈机制,全面、及时、准确地发现和解决护理质量问题,在实践中运用以病人为中心、质量第一、预防为主、用数据说话、标准衡量的观点,以保证全面护理质量管理活动有效地运转。

5. 持续改进护理质量,提高护理管理水平　护理质量持续改进是全面质量管理的精髓和核心,代表着全面质量管理中的不断进取、改进完善、不满足现状、追求卓越、精益求精的创新精神。持续改进护理质量,树立第一次就把工作做好、不能安于现状、要追求卓越的意识,力争对护理质量进行持续改进。

(二) 护理质量管理的原则

1. 以病人为中心原则　坚持以病人为中心是护理质量管理的首要原则。病人是医院医疗护理服务的中心,是医院赖以存在和发展的基础。临床护理工作必须以病人为中心,为其提供基础护理服务和护理专业技术服务,密切观察病情变化,正确实施各项治疗、护理措施,提供康复和健康指导,保障病人安全。为此,护理管理者必须时刻关注病人现存的和潜在的需求,以及对现有服务的满意程度,以此持续改进护理质量,最终满足并超越病人的期望,取得病人的信任,进而提升医院整体竞争实力。

2. 预防为主的原则　预防为主的原则贯穿于护理工作的始终。因为医院服务的对象是病人,任何的工作疏忽或处理不当都会给病人造成不良的,甚至严重的后果。因此,护理质量管理要树立"三级预防"的观点。一级预防是争取不发生质量问题;二级预防是把质量问题消灭在萌芽状态;三级预防就是减少质量问题的不良影响和损害,防患于未然。只有不断改进思想,才能做到持续性质量改进,保证护理质量。

3. 领导作用原则　领导作用主要体现在两个方面:一是确定组织宗旨和方向;二是善于协调。护理部主任和护士长是医院护理工作的领导者。首先,要让全体护理人员清楚地认识到为患者提供安全、优质、高效、经济的护理服务是根本目标。其次,通过领导作用及采取的各项措施,创造一个能使全体护士充分参与实现组织目标的良好的内部环境,因为只有在这种环境下,才能确保护理质量管理体系得以有效运行。

4. 全员参与原则　护理服务的各环节和每个过程都是护理人员劳动的结果,各级护理管理者和临床一线护理人员的态度和行为直接影响着护理质量。因此,护理管理者必须重视人的作用,对护理人员进行培训和引导,增强护理人员的质量意识,使每一位护理人员能自觉参与护理质量管理工作,充分发挥全体护理人员的主观能动性和创造性,不断提高护理质量。

5. 过程方法原则　过程方法即系统识别和管理组织所采用的过程,特别是这些过程之间的相互作用。因为所有的工作都是通过过程来完成的,通常一个过程的输出将是下一个过程的输入,为使每个过程有序运行,应合理安排过程的顺序,明确过程的衔接关系。一个组织的质量管理体系就是通过对各种过程进行管理来实现的。对护理管理者来说,不仅要识别病人从来院就诊、住院到康复出院的全部服务过程,而且要对护理服务质量形成过程的全部影响因素进行管理及控制。不仅要注重终末质量管理,同时要重视过程质量管理,把服务的目标放在满足并超越病人的需求和期望上。如手术这一服务,应重点做好手术前、手术中和手术后3个环节的控制与衔接,只有这样,才能确保手术病人的需求和期望得到满足。

6. 系统方法原则　用系统观点去认识和组织质量控制活动,是全面地进行管理和治疗信息反馈的动态过程。系统化管理就是对组成护理质量管理体系的各个过程加以识别、理解和管理,实施有效的护理质量控制手段,即把医院的护理工作组织起来,明确岗位职责、分工协作、追求整体功能的提高,才能达到实现护理质量方针和护理质量目标的要求。

7. 基于事实的决策方法原则　有效的决策必须以充分的数据和真实的信息为基础。护理管理者要运用统计技术,对护理质量要素、过程及结果进行测量和监控,分析各种数据和信息之间的逻辑关系,寻找内在规律,比较不同质量控制方案的优劣,结合过去的经验和直觉判断,做出质量管理决策并采取行动。这是避免决策失误的重要原则。

8. 持续改进原则　持续改进是指在现有服务水平上不断提高服务质量及管理体系有效性和效率的循环活动。为能有效开展持续改进,首先在出现护理问题时,不是仅仅简单处理这个问题,而是采用 PDCA 循环模式,循序渐进,调查分析原因,采取纠正措施,并检验措施效果,总结经验并形成规范,杜绝类似问题再次出现,以实现持续质量改进。其次要强化各层次护理人员,特别是管理层人员追求卓越的质量意识,以追求更高的过程效率和有效性为目标,主动寻求改进机会,确定改进项目,而不是等出现了问题再考虑改进。

(三) 护理质量管理的特点

护理工作乃健康所系,生命相托,进行质量管理意义重大。管理者应当看到,护理质量管理既是医院质量管理的重要组成部分,又有其自身的专业特点。

1. 特殊性与复杂性　护理服务的对象是一个特殊的群体,他们具有不同的背景、价值观、个性特点和能力。他们除了具有生物学特征外,还具有心理学和社会学特征。在护理活动中,不同的服务对象因其素质、经历和对护理服务的期望值不同,而对护理服务的感觉和评价各异,同样的服务也会有不同的感觉和评价。护理服务对象的特殊性,决定了护理质量更需具有科学性和严谨性。同时,护理质量管理涉及的环节多、流程多、人员多,决定了管理的复杂性。只有遵循全面质量管理的思想,建立和实施护理质量体系,才能保证护理质量。

2. 广泛性与综合性　护理质量管理的范围广泛,具有有效服务的工作质量、技术质量、基础服务质量、心理护理质量及环境管理、生活管理、协调管理等各类管理质量的综合性。在医院的服务质量管理中,几乎处处都有护理质量问题,事事都与护理质量管理相关。这充分体现了护理质量管理在医院服务质量管理中的主体地位。

3. 协同性与独立性　护理工作与各级医生的诊断、治疗、手术、抢救等医疗工作密不可分,同时也与各医技科室、后勤服务部门的工作有着密切的联系。大量的护理质量在与各方协同操作、协调服务中表现出来,因此需要加强各系统协同质量管理。护理工作同时又自成体系,具有相对的独立性。

4. 程序性与联系性　护理工作是整个医院工作中的一个大的环节。在这个大环节中,若干护理工作环节具有独立的程序,而相当一部分工作与医疗、医技等系统的工作程序相连接,如手术病人的术前、术中护理是手术治疗中的重要程序组成,影响着手术质量。这就要求在整体医疗护理质量管理中,要使各项程序质量有保证,必须重视各系统间连续的、全过程的管理。

(四) 护理质量管理的作用与意义

1. 有利于更好地满足病人的需求　护理质量管理就是使所有护理活动的质量得到保证,并在此基础上不断提高。其最终目的是满足病人的健康需求,追求病人满意度的不断提高。

2. 有利于提高组织的市场竞争力　护理质量管理是医院提高社会效益和经济效益的重要保证。质量管理有助于组织内部的持续质量改进,为组织树立形象、创造品牌效益、提高市场竞争力打下良好基础。

3. 有利于护理学科的发展　管理者通过分析评价护理工作现状,为持续质量改进提供依据,并可作为人力资源管理、护理模式改革、护理设备更新、护理工作环境改善等有关决策的参考,推进护理学科不断发展。

4. 有利于护理队伍建设　优良的护理服务是以优秀的护理团队为基础的。护理质量管理注重护士人人参与,强调树立质量意识和质量创新观念,它通过培养和造就优秀的护理人才队伍,达到维持高质量护理服务的目的。

三、护理质量管理标准

(一) 标准及标准化的概念

1. 标准　指为在一定范围内获得最佳秩序,对活动或其结果规定共同的和重复使用的规则、准则或特性的规范性文件。它以科学技术和实践经验为基础,经有关方面协商同意,由公认的机构批准,以特定的形式发布,具有一定的权威性。我国的标准分为国家标准、行业标准、地方标准和企业标准四级。

2. 标准化　为在一定范围内获得最佳秩序,对实际的或潜在的问题制订共同和重复使用规则的活动。这种活动包括制订、发布、实施和改进标准的过程。这种过程不是一次完结,而是不断循环螺旋式上升的。每完成一次循环,标准水平就提高一步。标准化的基本形式包括简单化、统一化、系列化、通用化和组合化。

(二) 护理质量标准概念及分类

1. 护理质量标准　依据护理工作内容、特点、流程、管理要求、护理人员及服务对象特点、需求而制订的护理人员应遵守的准则、规定程序和方法。护理质量标准由一系列具体标准组成,例如在医院工作中,各种条例、制度、岗位职责、医疗护理技术操作常规均属于广义的标准。《中华人民共和国护士管理办法》《综合医院分级护理指导原则》《基础护理服务工作规范》与《常用临床护理技术服务规范》等,均是正式颁布的国家标准。

2. 护理质量标准分类　护理质量标准目前没有固定的分类方法。依据使用范围分为护理业务质量标准、护理管理质量标准;根据使用目的分为方法性标准和衡量性标准;根据管理过程结构分为要素质量标准、过程质量标准和终末质量标准,这三者是不可分割的标准体系。

(1) 要素质量标准　要素质量是指构成护理工作质量的基本元素。要素质量标准既可以是护理技术操作的要素质量标准,也可以是管理的要素质量标准,每一项要素质量标准都应有具体的要求。如基础管理方面的具体要求为:①建立健全护理工作制度、护士的岗位职责和工作标准、各科疾病的护理常规和技术操作规程,有健全的护理工作制度、岗位职责、护理常规、操作规程,各护理岗位护士明确岗位职责和工作标准;②制订并落实护理质量考核标准、考核办法和持续改进方案。建立并实施基础护理质量评价标准,建立并实施专科护理质量标准;建

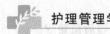

立质量可追溯的机制,定期与不定期对护理质量标准进行效果评价,并体现在持续改进的过程中;按照《病历书写基本规范(试行)》进行护理文件书写,有定期的质量评价,有重点护理环节的管理、应急预案与处理程序。

(2)过程质量标准　过程质量是各种要素通过组织管理所形成的各项工作能力、服务项目及其工作程序质量,它们是一环套一环的,所以又称为环节质量。在过程质量中强调协调的医疗服务体系,能提供连贯医疗服务。连贯医疗服务主要指急诊与入院的衔接、诊断与治疗的衔接、诊疗程序的衔接、科室之间的衔接、医院与社区衔接。

(3)终末质量标准　护理工作的终末质量是指病人所得到护理效果的综合质量。它是通过某种质量评价方法形成的质量指标体系。这类指标包括技术操作合格率、差错发生率、病人及社会对医疗护理工作的满意率等。

要素质量、过程质量和终末质量标准是不可分割的,一般将三者结合起来构成综合质量标准,它们相互影响、相互制约,最终目标是提高护理质量。

(三)护理质量标准化管理

护理质量标准化管理,就是制订护理质量标准,执行护理质量标准,并不断进行护理标准化建设的工作过程。

1. 制订护理质量标准的原则

(1)可衡量性原则　没有数据就没有质量的概念,因此在制订护理质量标准时,要尽量用数据表达,对一些定性标准也尽量将其转化为可计量的指标。

(2)科学性原则　制订护理质量标准不仅要符合法律法规和规章制度的要求,而且要能够满足病人的需要。科学地制订护理质量标准有利于规范护士行为,有利于提高护理质量和医院管理水平,有利于护理人才队伍的培养,促进护理学科的发展。

(3)先进性原则　因为护理工作对象是病人,任何疏忽、失误或处理不当都会给病人造成不良影响或严重后果。因此,要总结国内外护理工作的经验和教训,在充分循证的基础上,按照质量标准形成的规律制订标准。

(4)实用性原则　从客观实际出发,掌握医院目前护理质量水平与国内外护理质量水平的差距,根据现有人员、技术、设备、物资、时间、任务等条件,制订出质量标准和具体指标。制订标准时应基于事实,略高于事实,即标准应是经过努力可达到的。

(5)严肃性和相对稳定性原则　在制订各项质量标准时要有科学的依据和群众基础。一经审定,必须严肃认真地执行,凡强制性、指令性标准应真正成为质量管理法规;其他规范性标准,也应发挥其规范指导作用。因此,需要保持各项标准的相对稳定性,不可朝令夕改。

2. 护理质量标准化管理的方法与步骤　包括确立目标-制订标准-实施标准-检查评价-反馈5个步骤。

(1)确立目标　目标是一个计划或方案要实现的最终的、具体的、可测量的结果,一般由医院的决策层制订总目标,职能科室制订分目标,科室负责目标的完成。

(2)制订标准　依据国家、部门或行业标准及各医院的实际情况,制订标准时要注意单位、地区标准要服从于国家和行业标准,可以高于但不能低于国家标准和行业标准,但必须是能够做到的。

(3)实施标准　标准是一种权威性的决定,一旦确定就必须严格执行。标准执行前要组织所属人员认真学习、了解标准的内容,掌握各项质量的标准要求,自觉地执行标准,保证标准的落实。

（4）检查评价 各级管理人员要按标准要求进行监控,随时纠正偏差,保证护理质量的持续改进。

（5）反馈 对护理质量信息进行收集和反馈,不断总结经验,改进工作。

第二节 护理业务技术的质量管理

一、护理业务技术管理的概念与意义

（一）护理业务技术管理的概念

护理业务技术管理就是对护理工作的技术活动进行计划、组织、协调和控制,使这些技术能准确、及时、安全、有效地运用于临床,以达到高质量、高效率目标的管理工作。

医院护理业务技术管理的研究对象是医院基础护理工作和各不同专科护理工作的任务、特点、主要内容、技术要求和组织实施方法等。

护理业务技术管理要充分发挥护理技术力量和仪器设备的效能,使护理工作逐步做到管理制度化、工作规范化、操作程序化,更好地为病人服务。

（二）护理业务技术管理的意义

护理业务技术管理是护理管理工作中的重要内容,是衡量医院护理管理水平的重要标志,护理业务技术的质量直接影响医疗效果。因此,抓好护理业务技术管理对提高护理工作水平、促进护理学科的发展具有重要的作用。其意义如下。

1. 护理业务技术管理是护理质量的重要保证 在医院工作中,护士不仅要与医院工作人员合作,而且要独立进行护理服务。护理工作不仅需要坚实的理论基础,还要有精湛的技术水平。加强护士的"三基"培训,提高专科业务技术水平,才能保证全院的医疗、护理质量。新业务、新技术是护理人员应不断学习的内容。

2. 护理业务技术管理是医学科学管理发展的需要 随着医学的迅猛发展,高新医疗仪器的广泛临床应用,先进技术的陆续开展,护理工作对医疗技术协作的要求也越来越高。护理人员必须掌握先进的理论知识,才能保证护理人员在跨学科、多部门的合作中准确无误和协调一致。

3. 护理业务技术管理是护理教育管理的需要 护理人员业务素质和技术水平的提高,是护理教育培养合格护理人才的重要保证。

二、基础护理管理

基础护理是护理工作中各科室常规的、通用的,并带有普遍性的基础理论和技术操作。它是每个护理专业人员必须掌握的基本功,也是发展专科护理的基础和提高护理质量的重要保证。基础护理质量是医院等级评审的内容,是衡量医院管理和护理质量的重要标志之一。

（一）基础护理管理的内容

1. 一般护理技术管理 包括病人出、入院处置,各种床单位的准备,病人的清洁与卫生护

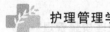

理,生命体征的测量,体温单的绘制,各种注射、穿刺技术,无菌技术,消毒隔离技术,洗胃法、灌肠法、导尿术,各种标本采集,给药,尸体料理,护理文书书写等管理工作。

2. 常用抢救技术管理 主要包括给氧、吸痰、洗胃、止血包扎法、骨折固定、心电监护、心内注射、胸外心脏按压、人工呼吸机的使用等管理工作。

(二)基础护理管理的主要措施

1. 加强教育,提高认识 基础护理是提供满足病人基本需要的护理与服务,是护理人员的基本职责与基本工作内容。基础护理技术在护理工作中应用最多、最广泛。个别护理人员对此不够重视,要求不高,因此,应加强对护理人员的教育,不断提高护理人员对基础护理技术重要性的认识。教育应形成制度并与培训相结合,寓教于培训之中,不断提高教育效果。

2. 规范基础护理工作

(1)制订基础护理操作规程 制订基础护理操作规程,规范基础护理技术操作是基础护理管理的基本任务,目的是使技术操作达到规范化,便于护理人员学习和管理者检查、考核、评价。在制订操作规程时应遵循以下规则:①根据每项技术操作的目的、要求、性质和应该取得的效果,制订操作方法、步骤及注意事项;②技术操作的具体步骤,必须符合人体生理解剖及病理的特点,避免增加病人的痛苦;③严格遵守清洁、消毒和无菌的原则,防止医院内感染;④各项技术性操作必须有利于保证病人的安全;⑤必须有利于节省人力、物力、时间,使病人舒适,符合科学性原则;⑥文字应简单、明了、有条理,便于护士掌握并在临床上推广。

(2)加强培训、考核 制订操作规程后,应进行严格的训练和考核,目的是通过训练和考核使护士熟练掌握每项技术的操作规程并自觉地应用于护理工作中,实现操作规范化,提高效率和质量。

(3)加强检查、监督 为确保基础护理技术的应用效果,提高工作质量,应建立健全质量监控制度,并认真组织落实。监控的方法有定期检查、考核评价、交接班时检查、跟班检查,以及征求病人和医生的意见等,发现问题及时采取纠正措施,提高基础护理效果。

三、专科护理管理

(一)专科护理的概念及特点

专科护理是指临床各专科特有的护理知识和技术。专科护理具有以下特点。

1. 专业性强 专科护理技术使用范围窄,专业性强,往往仅限于本专科,有的甚至只限于某一种疾病。

2. 操作复杂 专科护理多配有仪器设备,技术复杂、操作难度大、要求高,护理人员除掌握专科基础知识和基础技术外,还要懂得仪器的基本原理和操作程序。因此,从事专科护理的护理人员必须经过专门的培训,才能胜任本职工作。

3. 高新技术多 随着科学技术日新月异的发展,并向医学迅速渗透,大量高新尖的技术被用于临床诊断、治疗和护理,不仅增加了诊疗手段,而且提高了医疗护理质量。几乎每年都有新的技术用于临床,要求护理人员学习和掌握新的专科知识是专科护理技术的一个重要特点。

(二)专科护理的内容

1. 疾病护理 疾病护理技术包括各种专科疾病如心肌梗死、脑血管疾病、糖尿病、皮肤病等,以及各种手术病人的护理技术。

2. 专科一般诊疗技术　包括各种功能试验、专项治疗和护理技术,如机械通气气道护理技术、泪道冲洗技术、静脉营养技术等。

（三）专科护理管理措施

专科护理管理应根据护理技术的特点,抓好疾病护理管理和专科诊疗护理技术管理。

1. 疾病护理管理　专科疾病护理技术常规是实施专科疾病护理的依据,也是专科疾病护理技术管理的基础工作。应根据专科疾病的特点分别制订专科疾病护理技术常规。制订专科疾病护理技术常规应遵循以下原则。

（1）科学性和先进性　疾病护理常规要以扎实的医学知识和临床护理实践经验为基础,以疾病的病理生理改变、疾病的主要症状及不同的治疗原则为依据,并参阅近年来国内外有关文献,使制订的常规既具有科学性,又能反映当代临床护理的先进技术。

（2）适应性和可行性　制订疾病护理常规既要考虑医院现有的条件,同时也要考虑医疗护理现代化的需要和医院今后可能的发展,使护理常规既切合实际,实用可行,又能满足技术发展的要求,具有一定的适应性。

（3）以病人为中心　疾病护理常规应有利于疾病的治疗及防止并发症与残疾的发生,还要有心理护理要求,便于落实以病人为中心的整体护理。

2. 专科诊疗护理技术管理　专科诊疗护理技术管理必须与专科诊疗护理技术的特点相适应,重点抓好技术培训和技术规程建设。

（1）专科护理技术培训　专科护理管理的重点。护理都应结合医院专科建设实际制订专科护理技术培训计划,并建立相应的管理制度,保证计划的落实,提高专科护理技术水平。

（2）制订各项专科护理技术规程　由于专科护理技术的专业性强,各科室应根据专科特点,组织技术骨干制订护理技术规范。操作规程的内容除规定适应证、禁忌证、方法及注意事项外,还要制订防范差错的措施。

第三节　护理质量管理的基本方法

护理质量管理常用的方法有 PDCA 循环（又称"戴明环"）、质控圈、QUACERS 模式、临床路径等。其中 PDCA 循环是护理质量管理最基本的方法之一,是管理学中的一个通用模型。

一、PDCA 循环

（一）PDCA 循环

PDCA 循环又称戴明环,是按照计划（Plan）、执行（Do）、检查（Check）、处理（Action）4 个阶段来进行质量管理,并不断循环的一种管理工作程序。它是在全面质量管理中反映质量管理客观规律和运用反馈原理的系统工程方法。

（二）PDCA 循环的步骤

每一次 PDCA 循环都要经过 4 个阶段、8 个步骤（图 8-1）。

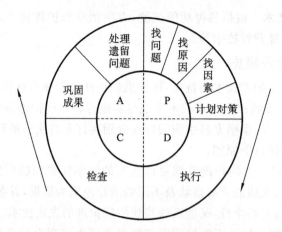

图 8-1 PDCA 循环图

1. 计划阶段 计划阶段包括制订质量方针、目标、措施和管理项目等计划活动。这一阶段分为 4 个步骤:①调查分析质量现状,找出存在的问题;②调查、分析产生质量问题的原因;③找出影响质量的主要因素;④针对主要原因,拟定对策、计划和措施。

2. 执行阶段 管理循环的第五个步骤。它是按照拟定的质量目标、计划、措施具体组织实施和执行。

3. 检查阶段 管理循环的第六个步骤。它是把执行结果与预定目标进行对比,检查计划目标的执行情况。在此阶段,应对每一项阶段性实施结果进行全面检查,注意发现新问题、总结经验、分析失败原因,以指导下一阶段的工作。

4. 处理阶段 包括管理循环的第七、八两个步骤。第七步为总结经验教训,将成功的经验形成标准,将失败的教训进行总结和整理,记录在案,以防再次发生类似事件。第八步是将不成功和遗留的问题转入下一个循环中去解决。

(三) PDCA 循环的特点

1. 完整性、统一性、连续性 PDCA 循环 4 个阶段是一个有机的整体。PDCA 循环作为科学的工作程序,其 4 个阶段的工作具有完整性、统一性和连续性的特点。在实际应用中,缺少任何一个环节都不可能取得预期效果,只能在低水平上重复。例如计划不周,给实施造成困难;有布置无检查,结果不了了之;未将没有解决的问题转入下一个 PDCA 循环,工作质量也就难以提高。

2. 大循环套小循环,互相促进 PDCA 循环适用于各项管理工作和管理的各个环节。各级部门根据医院的方针目标,都有各自的 PDCA 循环,形成大环套小环的模式。大环是小环的母体和依据,小环是大环的分解和保证。各级部门的小环都围绕着医院的总目标朝着同一方向转动,通过循环把医院的各项工作有机地联系起来,彼此协同,互相促进,从而推动质量管理不断提高。

3. 阶梯式运行,不断循环,不断提高 PDCA 循环 4 个阶段周而复始地运转,每循环一圈就会使质量和管理水平提高一步,呈阶梯式上升,如图 8-2。PDCA 循环的关键在于"处理阶段",即总结经验、肯定成绩、纠正失误、找出差距,以避免在下一循环中重复错误。

4. 科学管理方法的综合应用 PDCA 循环应用了科学的统计观念和处理方法,作为开展工作、发现问题和解决问题的工具。

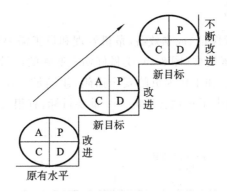

图 8-2　PDCA 循环阶梯式上升示意图

二、质控圈

(一) 质控圈

质控圈是由同一现场工作人员或者工作性质相近的人员,利用自动、自发、互相切磋的团队精神,并运用简单有效的品质管理方法与理念,对自身的工作环境进行持续的改善。质控圈的活动依次以组圈、选定主题、现况分析、制订活动目标、检查对策、实施对策、确认成果及标准化 8 个步骤进行。

(二) 质控圈基本要素

1. 成员　圈员、圈长、辅导员各司其职,共同参与。通过组图过程,遴选合适的圈长及辅导员。

2. 圈名　命名没有统一的规定,只要圈员达成共识即可。

3. 圈徽　根据选定好的圈名,圈员们集思广益,展开头脑风暴,进行圈徽设计,并做圈徽意义说明,应从圈徽的整体、局部、与工作关联、颜色等方面加以阐述。

4. 圈会　质控圈活动是由圈长及圈员们运用现场的资料,通过头脑风暴的方式,不断发掘现场问题,并利用一些质量控制的手法加以分析、改善。

5. 成果　整理活动报告书,包括有形及无形的成果。其中,有形成果一般很容易用数量来表示,如不良率、延迟率、缺勤率等,可以算出改善前与改善后的差异。无形成果不容易以数量表示,通常包括圈长、圈员的个人成长或收获,如常见的护士质量意识的提高、护士对工作产生了兴趣、护士向心力提升等。

(三) 质控圈执行的基本原则

质控圈成员来自同一单位或仪器工作者,是自愿的,且可以轮换;质控圈成员利用上班时间每周开会一次,或者每个月至少两次,每次 30 分钟至 1 小时;遇有临时问题则随时开会,每次 20～30 分钟。圈长应注意主持会议的技巧,利用指名发言、接力发言或反问等方式引导全体发言;遵守有效开会的原则,准时到会,不做人身攻击,并尊重不同的意见;质控圈成员应尽量学习并运用识别问题及解决问题的技巧;一般由工作现场的督导者来辅导质控圈的进行,督导者的角色是激发员工的创意,而不是去指示员工该如何做;质控圈需要高级管理者给予强有力的支持;强调人员的发展和现场工作者所提供的创意,以提高生产力及效率。

三、QUACERS 模式

QUACERS 模式即质量保证、成本效益、危机管理和员工需要模式,该模式重视护理质量管理的 4 个方面,并确保均衡发展(图 8-3):①做好病人照顾的质量保证;②有效掌握医疗护理照顾的成本效益;③做好病人和工作人员的安全措施;④满足工作人员的需求,如晋升、提薪、学习与发展等。这个模式指出了护理管理的 4 个重要目标,有很大的使用价值,值得在实践中推广运用。

做好病人照顾的 质量保证	成本效益
病人及工作人员 的安全措施	满足工作人员 的需求

图 8-3　QUACERS 模式

四、临床路径

(一) 临床路径概念

临床路径是由临床医生、护士及支持临床医疗服务的各专业技术人员共同合作为服务对象制订的标准化诊疗护理工作模式,同时也是一种新的医疗护理质量管理法。

(二) 临床路径特点

1. 强调计划性　临床路径是一种设计好的计划,通常情况下用工作流程图的方式来表示。

2. 强调时效性　临床路径是医务人员在医疗活动中可操作的时间表,它明确规定了各项处置及活动介入的时间及对住院天数的界定。

3. 强调有效性　路径中所涉及的所有方法都是为了使病人尽快康复。

4. 关注实践性　使医疗护理标准化,对病人一旦进入医疗程序,医务人员该怎样做,均有明确规定,让病人在进入临床路径后的时间段内都依此模式接受照顾。

5. 强调完整性和合作性　由提供医疗照护的所有成员共同拟订治疗内容及执行时间,临床实践中以病人为中心,整合多个部门的工作,强调部门间的横向联系与沟通。

6. 强调合理费用　临床路径对服务成本花费、医疗资源分配有严格的限定和控制。

(三) 临床路径的实施

临床路径的实施过程是按照 PDCA 循环模式进行的,包括以下几个阶段。

1. 前期准备　成立临床路径实施小组;收集基础信息;分析和确定实施临床路径的病种或手术,选入原则为常见病、多发病和费用多、手术或处置方式差异小、诊断明确且需住院治疗的病种。

2. 临床路径制订阶段

(1)选择制订路径的方法　包括专家咨询法、循证法和数据分析法等。

(2)确定路径样式　如电子病历、表格病历、医院信息系统或其他记录系统等。

(3)绘制临床路径表　内容包括医疗措施、检查和化验、评估、活动、治疗和护理、饮食、宣教、监测、出院计划、治疗护理结果。每一项目都有相应的每日标准医疗、护理计划。出院指导单独设表,包括活动、饮食、用药和治疗、伤口敷料护理、管道护理和门诊复诊等。

（4）制订与临床路径相配套的诊断治疗标准　如流程图、纳入标准、排除标准、临床监控与评估指标、变异分析等。

（5）确定临床路径的效果评价指标　常用指标有平均住院天数、平均住院费用、护理质量、病人治疗效果、并发症发生率、病人满意度等。

3. 实施临床路径阶段　按照既定路径在临床医疗护理实践中落实相关措施。

4. 评价改进阶段　在临床路径实施一定时间以后,将路径实施后的结果与实施前的数据进行对照并加以分析。内容主要包括工作效率评价、医疗质量评价、经济指标评价以及病人满意度评价。通过评价改进原有路径或使用改进后的新路径,使临床路径不断完善,更符合临床实际。

（四）临床路径中工作人员的职责

1. 医生职责

（1）按纳入标准选择进入临床路径的病人,通知各部门配合。

（2）住院医生、主治医生按临床路径表的每日进度执行各项医疗活动,记录病情和变异情况。

（3）主治医生负责沟通、协调、组织临床路径组成员评估实施效果、做变异分析。

2. 护士职责

（1）向病人及家属介绍临床路径的特点,以取得配合。

（2）根据临床路径表完成活动、饮食、护理、监测及出院指导等各项护理任务。

（3）协调医患、护患和医护之间的关系。

（4）发现变异情况及时通知医生。

（5）负责病人满意度调查。

（6）作为个案管理者,提醒、监督每日进程,保持病历完整性。

3. 其他部门工作人员职责　在临床路径组成员的协调下,各部门对临床路径的实施提供协助和支持。应特别强调临床药师参与到临床服务中,为医护人员和病人及病人家属提供药物使用的相关咨询和宣教。此外,营养、康复等部门的支持也非常重要,提倡这些辅助部门的及早介入。

第四节　护理质量评价

护理质量评价是护理质量管理中的控制工作之一。评价一般指衡量所定标准目标是否实现或实现的程度如何,即对一项工作成效大小、工作好坏、进展快慢、对策正确与否等方面做出判断的过程。评价应贯穿工作的全过程,不应仅在工作结束之后进行评价。

护理质量评价是一项系统工程。评价的主体由病人、工作人员、科室、护理部、医院、院外评审机构等构成,评价的客体是由护理项目、护理病历、护士行为、科室和医院构成的系统绩效。评价的过程是收集资料,将资料与标准比较并做出判断的过程。

一、护理质量评价的内容

目前,国内护理质量评价内容因质量标准的不同有所差异。许多医院的护理质量评价主要包括护理组织管理评价、整体护理效果评价、护理质量评价、护理病历质量评价。有的医院划分更加具体,涉及护理安全管理,包括制度安全、操作安全和药物安全等。护理质量评价内容还包括护理质量缺陷和改进、健康教育管理、医院感染管理、人力资源管理以及病人权益的维护。随着现代护理活动日趋复杂,各种影响因素增多,护理质量评价内容也在不断修订和完善。

(一)护理人员的质量评价

护理人员的素质、行为表现直接影响护理质量的优劣,故应经常或定期对其进行评价。护理人员的评价内容一般包括基本素质、护理行为、护理服务结果及综合评价4个方面。

1. 基本素质评价 从政治素质、业务素质、职业素质3个方面来综合评定基本素质。从平时医德表现及业务行为评价其政治素质及职业素质,从技能表现、技术考核成绩、理论考试等项目来考核业务素质。方法可采用问卷测评方式或通过反馈来获得综合资料,了解其基本条件,包括道德修养、技能表现、工作态度、学识能力、工作绩效等素质条件。

2. 护理行为评价 主要是对护理活动的过程质量进行评价,考核护士在护理全过程的各个环节是否体现以病人为中心的思想,是否贯彻病人至上的服务宗旨。可采用明察暗访形式获得其服务态度、服务行为的资料,也可采取问卷、开座谈会的形式获得病人或其他工作人员对护士行为的评价资料。

3. 护理服务结果评价 结果质量是对护理服务结果的评价,对护理活动、服务效果、工作绩效的评定均属于此范围。对护理人员质量评价内容多为定性资料,不易确定具体数据化标准,所以结果评价较为困难。可进行综合性评价,如护理工作和服务态度满意率、护理人员年终考核合格率、护理人员培训率、护理人员"三基"平均达标率等,以求获得较全面的护理人员服务质量评价结果。并可通过信息反馈,指导护理人员完成护理任务的具体要求和正确做法。

4. 综合评价 即将几方面的标准综合起来进行评价。凡与护理人员工作结果有关的活动都可结合在内,如对期望达到的目标、行为举止、素质、所期望的工作结果和工作的具体指标等进行全面的考核与评价。

(二)临床护理活动的质量评价

对临床护理活动质量的评价,就是衡量护理工作目标完成的程度,衡量病人得到的护理效果,常通过以下3个方面进行评价。

1. 要素质量评价 对构成护理服务要素质量基本内容的各个方面进行的评价,包括组织结构、物质设施、资源和仪器设备及护理人员的素质。具体表现为:①环境:病人所处环境的质量是否安全、清洁、舒适等情况。②护理人员工作安排:是否选择合理的护理方式、人员质量(资历)是否合乎标准等。③器械、设备是否处于正常的工作状态,包括药品、物资基数及保持情况,要根据客观标准数量进行检查计量。④病房结构、病人情况、图表是否完整等。要素质量评价的方法有现场调查、考核、问卷调查、查阅资料等。

2. 环节质量评价 即对护理过程的评价。这类标准可以评价护士护理行为活动的过程是否达到质量要求,可按护理工作的功能和护理程序进行评价。具体包括7个方面:①正确执行医嘱方面;②病情观察及治疗结果观测方面;③对病人的管理;④同参与护理工作的其他医技部门和人员的交往及其管理;⑤护理报告和记录的情况;⑥应用和贯彻护理程序的步骤和技巧;⑦心理护理与健康教育的覆盖情况。

环节质量评价方法主要为现场检查,一般采用5级评价方法:一是护理人员护理过程的自我评价;二是同科室护理人员护理过程的相互评价;三是护士长的检查监督评价;四是总护士长的指导评价;五是护理部组织的综合质量评价。

3. 终末质量评价 终末质量评价是对护理服务的最终结果的评价,评价护理服务结果对病人的影响,即病人得到的护理效果的质量,包括病人满意度、静脉输液穿刺成功率、事故发生率等。

终末质量评价一般通过问卷调查、护理查房等方法进行评价。随着医院整体护理理念的形成,护理质量评价由单维评价向多维评价、由终末质量评价向全面系统评价、由传统的经验评价向科学的人本评价模式转变。

二、护理质量评价的方法

(一)建立质量管理的机构

质量管理和评价要有组织保证,落实到人。在我国医院一般是在护理部下设质量督导科(组)或质量管理委员会,作为常设机构或临时组织。质量督导科(组)是常设机构,配备1~3名高年资或高级职称的护理人员,专门负责质量检查。质量管理委员会是临时机构,一般由护理部主任(或副主任)领导,各科室护士长参加,分项(如护理技术操作、理论、临床护理、文件书写、管理质量等)或分片(如门诊、病区、手术室等)检查评价,多采用定期自查、互查互评或上级检查方式进行。院外评价经常由上级卫生行政部门组成,并联合各医院组织对医院工作进行评价,其中护理评审组负责评审护理工作质量。

(二)加强信息管理

护理质量管理要靠正确与全面的信息,因此应注意获取和应用消息。对各种信息进行集中、比较、筛选、分析,从中找出影响质量的主要的、一般的、共性的和特性的因素,再从整体出发,结合客观条件做出指令,然后进行反馈管理。

(三)采用数据统计方法发现问题

建立反映护理工作数量、质量的统计指标体系,使质量评价更具有科学性。在运用统计方法时,应注意统计资料的真实性、完整性和准确性,注意统计数据的可比性和显著性,应按照统计学的原则,正确对统计资料进行逻辑处理。

三、护理质量评价形式

目前,国外护理质量评价形式较多,主要包括主观评价和客观评价。主观评价以自评为主,管理者评价和同事评价为辅等;客观评价主要借助计算机信息系统对数据进行统计分析,使评价者能够动态观察质量效果,采取相应管理决策。目前,我国多数医院护理质量评价主要通过护理部、科护士长、护士长三级质量控制组织进行。也有部分医院在护理部下设质量控制小组,分区域或分项对护理质量进行检查评价。根据评价时间和内容分为定期评价和不定期评价。

1. 定期评价 分综合性全面定期检查评价和专项定期检查评价两种。前者按月、季度或半年、一年进行,由护理部统一组织全面检查评价,但要注意掌握重点单位、重点问题;后者则

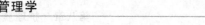

根据每个时期的薄弱环节,组织对某个专题项目进行检查评价,时间根据任务内容而定,由质量管理人员按质量标准定期检查。

2. 不定期评价　主要是各级护理管理人员、质量管理人员深入实际,随时按护理质量标准要求进行检查评价。

现学现用

　　某医院产科护士在工作中发现科室新生儿脐部感染的发生率高达35%,新生儿脐残端愈合率仅12%。针对上述情况,科护士长召开了护理质量小组全体成员会议,对导致新生儿脐部感染的可能因素进行了分析,结合本科室护理工作的实际情况,对新生儿脐部感染的主要因素进行了确定。然后,针对主要因素制订了相应的护理措施。在实施护理措施后,护理质量小组对护理计划的落实情况进行了不定期的抽样检查,并认真记录了检查结果。在1个月后,护士长对检查结果进行了分析、总结,结果显示:护士能严格落实制订的护理措施;脐部感染率明显下降;脐残端1周愈合率达90%。通过护士长的有效管理,本科室存在的问题得到了及时解决,护理质量不断提高。

　　请问:

　　1. 该科室出现了什么问题? 是如何解决的?

　　2. 解决护理问题的具体方法是什么?

　　3. 在上述全过程中遵循的原则是什么?

练习与检测

单项选择题:

1. 质量管理发展史依次为(　　　　)。

A. 符合性质量阶段-满意性质量阶段-卓越性质量阶段-适用性质量阶段

B. 卓越性质量阶段-符合性质量阶段-满意性质量阶段-适用性质量阶段

C. 符合性质量阶段-适用性质量阶段-满意性质量阶段-卓越性质量阶段

D. 满意性质量阶段-适用性质量阶段-卓越性质量阶段-符合性质量阶段

2. 下列哪项不是护理质量管理的基本任务? (　　　　)

A. 建立护理质量管理体系,明确质量管理职责

B. 进行局部护理质量控制,保证护理质量

C. 加强护理质量教育,强化质量管理意识

D. 持续改进护理质量,提高护理管理水平

3. 以下哪项不是护理质量管理的原则? (　　　　)

A. 以病人为中心　　B. 预防为主　　　　C. 全员参与　　　　D. 自我管理

4. PDCA 循环法包括(　　　　)。

A. 3 个阶段、8 个步骤　　　　　　　　B. 4 个阶段、7 个步骤

C.4 个阶段、8 个步骤　　　　　　　　　D.4 个阶段、9 个步骤

5. 在护理质量管理 PDCA 循环方法中,其中 P 代表（　　）。

　　A. 计划　　　　　　　　B. 实施　　　　　　　　C. 检查　　　　　　　　D. 处理

6. 在护理质量管理 PDCA 循环方法中,其中 D 代表（　　）。

　　A. 计划　　　　　　　　B. 实施　　　　　　　　C. 检查　　　　　　　　D. 处理

7. 在护理质量管理 PDCA 循环方法中,其中 C 代表（　　）。

　　A. 计划　　　　　　　　B. 实施　　　　　　　　C. 检查　　　　　　　　D. 处理

8. 在护理质量管理 PDCA 循环方法中,其中 A 代表（　　）。

　　A. 计划　　　　　　　　B. 实施　　　　　　　　C. 检查　　　　　　　　D. 处理

9. 护理质量管理的特点不包括（　　）。

　　A. 特殊性与单一性　　　　　　　　　　　B. 广泛性与综合性

　　C. 协同性与独立性　　　　　　　　　　　D. 程序性与联系性

10. 护理质量标准化管理的正确步骤是（　　）。

　　A. 确立目标-实施标准-制订标准-检查评价-反馈

　　B. 确立目标-制订标准-实施标准-检查评价-反馈

　　C. 确立目标-检查评价-实施标准-制订标准-反馈

　　D. 确立目标-制订标准-实施标准-反馈-检查评价

11. 某医院为了提高住院病人满意度,不断进行调研,听取病人意见,该医院做法体现了护理质量管理原则中的（　　）。

　　A. 预防为主　　　　　B. 以病人为中心　　　　C. 分级管理　　　　D. 动态管理

12. 为了提高基础护理质量,心内科全体护理人员针对目前基础护理存在的问题进行原因分析,此过程为 PDCA 循环中的（　　）。

　　A. 计划　　　　　　　　B. 执行　　　　　　　　C. 检查　　　　　　　　D. 处理

13. 2012 年某院静脉留置针操作合格率为 97%,此合格率属于护理质量管理标准中的（　　）。

　　A. 要素质量　　　　　B. 环节质量　　　　　C. 终末质量　　　　　D. 技术质量

14. 护理质量管理的关键是（　　）。

　　A. 制订计划　　　　　B. 组织领导　　　　　C. 研究对策　　　　　D. 确立护理质量标准

15. 执行长期及临时医嘱是否及时、准确是临床护理工作的（　　）。

　　A. 要素质量评价　　　B. 终末质量评价　　　C. 环节质量评价　　　D. 护理管理质量评价

答案:

1. C　2. B　3. D　4. C　5. A　6. B　7. C　8. D　9. A　10. B　11. B　12. A　13. C

14. D　15. B

（李惠子）

第九章　护理科研管理

学习目标

了解：护理科研的原则。

熟悉：护理科研的内容、程序、方法。

掌握：护理科研论文的基本要求、基本结构和写作方法；护理科研管理的概念。

运用：根据护理科研管理执行护理科研计划。

护理学是医学领域中一门独立的学科，在科学技术飞速发展的今天，护理学的发展面临着机遇和挑战。护理学只有加快护理科研的步伐，通过大量的科学研究来促进它的发展，才能适应新形势的要求，完善自成系统的理论体系，形成严密逻辑结构独立学说和理论。为此，护理人员应加强护理研究的学习，获得初步的科研能力，更好地为病人服务。

案例引导

某基层医生，在门诊工作中发现当地居民单纯性甲状腺肿的发病率很高，调查该地区发现当地的粮、油、盐均不缺乏碘，当地的食谱也与发病不高的邻近地区相同，但饮用水源不同。该地区饮用水中是否存在其他的影响碘吸收的物质？于是该医生提出课题——《饮水中钙含量与地方性甲状腺肿的关系》。

请问：

1. 在进行具体研究前，如何进行课题设计？

2. 课题研究选题的基本原则是什么？

第一节　护理科研概述

科学研究是指人们运用科学方法，探索未知现象与客观规律，产生科学技术新知识以及开拓科技知识新的应用领域的探索性和创新性的智力劳动。护理科研是护理研究者反复探索，以揭示护理内在规律性，使感性认识提高到理性认识阶段，或者验证或发展有关理论知识，通过解决护理领域的问题，直接或间接地指导护理实践的活动。

一、护理科研的内容

护理学是生命科学中一门综合了自然科学、社会科学和人文科学知识，形成独立完整知识体系的应用学科。护理学的服务对象是人，护理研究的主要对象也是人，是研究与人的健康相关的科学。目前护理学科着重研究的有以下几方面内容。

（一）护理基础理论研究

从护理学的任务与研究范围出发，以现有的自然科学、社会科学等方面的成就为基础，形成本学科的理论。内容包括：①护理伦理学、护理宗旨（理念）、护理方法学及以证据为基础的护理学等有关护理理论的研究；②解释、说明各种护理技术、护理操作、护理要求的理论基础。加强护理规范与医学基础理论的联系，使二者有机地结合起来；③以当代心理学、社会学、行为科学和老年学的成就为基础，形成心理护理学、社会护理学和老年护理学，并使之成为护理学的重要理论基础。

（二）临床护理应用研究

随着医学的发展，临床护理工作面临着许多亟待研究和解决的问题。要找出解决问题的新方法，必须以研究结果为依据。因此，研究、扩展已有的科学技术知识，以确定某些护理基础研究成果，或者为达到预定标准提供新的护理解释、方法、技术方案，以解决临床护理中难度大、与护理质量关系密切、病人急需解决的实际问题。

（三）护理专业和护理人员自身发展研究

1. 专业发展方向和护理人员自身发展的问题　如护理理论、护理专业的发展方向、护理专业的社会责任以及与其他专业的分工。护理人员的自身发展问题包括护理人员的业务和心理素质要求、护理人员继续发展的方向和途径、护理人员自身的特点。

2. 护理管理方面的问题　护理管理的体制、组织机构、利益分配、人员配置、工作量和工作质量的评价、资源利用以及调动人员积极性等问题。

3. 护理教育领域的问题　护理教育涉及培养方向、培养目标的确定；教育层次，多个层次的分工和衔接；护理教师队伍的构成、师资培养、师资能力的评价；课程设置、教学方法的改进、学习效果的测量和评价等。

4. 护理工作中的伦理问题　高科技在生命科学领域中日益广泛应用，带来了越来越多的伦理问题，这方面的问题也属于护理研究的范围。此外，还应研究护理如何进入病人家庭、社区，如何进入社会康复、预防、保健领域，如何参与疾病的预防，以及保护健康与提高健康水平等问题。

二、护理科研的重要性

护理科研能探索护理学的新理论、新技术和新方法，能指导护理实践工作，从而推动护理学科的建设和发展。

（一）护理科研是探索未来中国特色护理模式的需要

我国护理工作模式历经个案护理、功能制护理、小组护理、责任制护理到近二十年倡导的

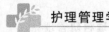

整体护理模式。整体护理模式在全国推广以来，取得了较好的实践效果，但新的医疗事故处理法规的出台、医护人员的举证倒置，为整体护理的实践提出了新的课题。如何在新的形势下，探索出一条符合中国国情，以人为本的高效率、高质量的护理模式，是当前护理科研的重要课题。

（二）护理科研是护理专业化和学科发展的需要

随着全球护理新概念的建立，护理学范畴正在扩大，现代护理模式迅速发展，形成了独立的护理理论体系。同时，护理学正日趋向专业化方向发展，护理分工更加专业化、多层化。因而，要积极开展护理科学的基础研究和应用研究，加快护理学科的发展，更好地为人类的健康服务。

（三）护理科研有利于提高护理质量和工作效率

护理工作质量和工作效率，来自科学的工作方法，来自科学的理论指导。开展护理研究，可以培养护理人员用科学的方法发现问题、分析问题、解决问题，有利于提高护理工作质量和工作效率。

（四）护理科研是培养高级护理人才的重要途径

科学技术的发展、知识的更新要求护理工作者必须具备科学研究能力。护理研究实践活动，有利于培养既具有扎实的科学文化知识和护理专业理论知识，又具有独立获取知识和解决新问题能力的护理高素质人才，以促进本专业的发展和与国际护理同行的交流。

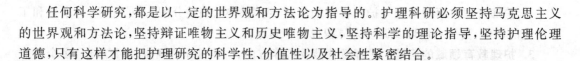

第二节　护理科研的原则和方法

任何科学研究，都是以一定的世界观和方法论为指导的。护理科研必须坚持马克思主义的世界观和方法论，坚持辩证唯物主义和历史唯物主义，坚持科学的理论指导，坚持护理伦理道德，只有这样才能把护理研究的科学性、价值性以及社会性紧密结合。

一、护理科研的原则

护理科研必须遵守以下共同原则。

（一）实事求是原则

实事求是是辩证唯物主义和历史唯物主义的精髓，是辩证唯物主义认识论的基本要求，也是一切科学研究必须遵循的基本原则。坚持实事求是的原则，就是要求在护理研究中，做到不唯上、不唯书、不唯众、不唯洋，要唯实。所谓不"唯上"，就是在护理研究中，敢于坚持真理，不因权威人士的意图和观点而左右自己的思维和观点；不"唯书"，就是不能被书本上、文献中已有的结论和过时的理论框框所禁锢、所束缚，要善于从生活中、实践中发现问题，敢于怀疑，敢于创新，敢于破除旧的理论和结论，尊重客观事实；不"唯众"，就是不能被大多数人不符合客观实际的看法和观点所左右，要有自己的独立意志，善于独立思考，注重调查研究，善于从一般人难以发现的部位和环节中寻找新的疑点和问题；不"唯洋"，就是要从中国国情、城乡居民的健康状况和社会发展的实际需要出发。只有坚持实事求是,尊重客观事实,崇尚深入细致的调查研究,排除一切主观因素干扰,护理研究才能真正探寻到护理规律,才能解决护理实践中的问题,才能推动护理学的发展。

（二）科学缜密原则

护理研究是一项科学研究工作,它所要探寻回答的是护理规律和护理科学理论问题。因此,护理研究必须坚持科学缜密的原则。

1. 护理研究必须用科学的理论做指导　任何科学研究只有在正确的理论指导下,才有可能取得有科学价值的研究成果。离开正确的理论指导,是不能获得研究成果的。因此,护理研究无论是在选题、设计研究方案,还是在判断、得出研究结论等方面,都要用正确的理论做指导。

2. 护理研究要讲究科学的研究方法　科学的研究手段和方法,是取得科学研究结论的工具和条件。只有根据护理研究的目的、任务和对象的实际情况,采用科学的调查方法和分析研究方法,才能保证护理研究的客观性和科学性。在科研设计和执行过程中,为了排除个体差异和干扰因素的影响,必须遵守四个基本原则:对比原则、均衡原则、随机原则和重复原则。即要有一定数量的重复观察样本,设立对照组,均衡地配对分层,做到随机化分组或随机抽样。护理研究的选题、设计、调查、分析和总结等各个环节,都要有一套比较完善的程序和科学的方法。这些程序和方法,是护理研究实践长期经验的总结,是保证护理研究具有科学性的重要条件。因此,从事护理研究,就必须掌握并能熟练地运用这些程序和方法,以保证护理研究获取正确、科学的结果。

3. 要善于引进和运用现代化科技手段开展护理研究　随着科学技术的发展,科学研究手段日新月异。这些科学技术手段的发展,为科学研究增加了巨大的推动力。护理研究必须引进先进的技术手段,运用现代化技术方法,如运用临床高新技术、现代网络信息技术、计算机技术、统计分析技术、调查访问技术等开展护理研究,使护理研究与其他成熟学科的研究技术手段能达到同步发展的水平,促进护理学科的快速发展。

（三）道德与伦理原则

1. 有益无害原则　护理研究是以人为对象的。基于人道主义与伦理学的要求,研究者在对研究对象进行研究实验前,应谨慎地评估实验的利益和风险,并尽可能地将风险减小到最低水平。如果研究的风险大于利益时,应该修改和调整研究方案或手段;如果利益和风险均衡时,研究者应证明实施该项研究的合理性。研究者直接把不成熟的措施或假设应用到人体是必须禁止的。医护人员首先考虑的是病人的健康,涉及人的生物医学研究之目的必须是改善诊断、治疗和预防措施及了解疾病的病因和发病机制。无害的原则是指研究本身对研究对象必须是无毒、无伤害和不增加痛苦的。

2. 公平原则　研究对象享有公平治疗的权利。在研究时公平地选择研究工作对象,不能有意识地将某个研究对象分配到实验组或对照组,而应采取随机的方法选择研究对象,使其有同样的机会进入实验组或对照组。在研究时还需公平地对待研究对象,即以同样的方式和态度对待每一位研究对象,不管其处于实验组还是对照组、中途退出研究的还是持续参加研究的。

3. 知情同意原则　知情同意就是对病人和其他研究对象知情权利的尊重。知情同意要求研究者在选择研究对象时,向研究对象提供如下信息:①研究的一般目的;②研究对其正常生活和工作带来的影响;③所收集资料的性质;④研究的时间;⑤选择研究对象的数量;⑥研究的主要程序;⑦可能带给研究对象的好处和麻烦。

要使研究对象在知情的前提下确定自己是否同意参加研究。参加者必须是自愿的,研究对象有权同意、拒绝或终止参加研究。知情同意并不是将全部的做法都告诉研究对象,而是对研究对象说明此研究会给他带来的不良后果或增加的额外负担。只考虑研究者的需要,而忽视研究对象的权利是不道德的。

4. 保护隐私的原则 护理研究中不可直接涉及研究对象的真实姓名,可采用以编号代表姓名的匿名方式,以尊重和保护其隐私权。在用访谈方式收集资料时,研究者也应当向访谈对象保证所获资料只能用在特定的研究范围,并保证为其保密。

二、护理科研的方法

(一)调查研究

调查研究是护理科研工作的一种重要方法,其包括搜集资料、整理资料和分析资料。例如:为了全面照顾病人,促进其身心健康,护理人员就要研究社会家庭方面、生理方面、心理方面与疾病发生的关系,并对每个病人的具体情况进行分析处理,寻求正确的护理方法,消除多种不利的社会、家庭、环境、心理等因素的影响,以促进康复。这项工作需要进行大量的调查研究,以掌握一般规律和在特殊情况下的护理措施。

(二)实验研究

实验研究是排除其他条件的干扰,将设计的实验因素作用于受试对象,然后对实验效应进行观察。实验研究包括实验因素、受试对象和实验效应三个组成部分。例如:研究测量上肢血压时,肱动脉与心脏不在同一水平是否影响测得的数值。实验因素为肱动脉与心脏处于同一水平和分别高于心脏 15 cm、低于心脏 10 cm 时所测血压值的比较;受试对象为正常成人男性;实验效应为肱动脉血压的改变情况。

(三)临床试验研究

临床试验研究是按照科学的实验方法,研究疾病临床阶段规律的试验。研究内容包括:某一疾病的病因或发病机制,以寻求早期诊断指标;根据病因或临床转归等,制订疾病的临床分型;研究影响疗效的因素及疗效对比等,其中以疗效对比最为常用。临床试验研究除应遵循实验研究的基本原则和方法以外,在病例选择、设立对照组、治疗方法选择、避免试验偏差及效果评价等方面因为实验目的不同均有其各自的特点。例如,对压疮防治方面的临床试验研究,可以探讨如何避免剪切力以防止压疮的发生;研究某种药物对压疮的疗效时,对病人的诊断、病程、神志、年龄、营养状况、精神状况等必须保证组间的一致性;在对照组疗法的选择,疗程的长短,用药后疮面的大小、深浅,以及愈合与否的效果判定等方面,均应在研究计划中做出具体的规定。

(四)回顾性研究

回顾性研究是运用现有的临床资料如病历进行分析和总结的一种方法。回顾性研究不需要随机分组并预先进行设计,资料均是从随访调查或病历中得到的,有省时、省力、省钱的优点,易被医护人员采用,但误差大,人为的主观因素多,其结果不能作为科学结论,只能用作试探性研究。其意义在于回顾性研究的结果,可作为经验总结和发现研究问题,为进一步深入研究提供线索和依据。

（五）前瞻性研究

前瞻性研究又称预期性研究,多采用随机对比方法进行研究,是一种科学、合理的研究方法。研究人员相对固定,有严谨的研究设计和明确的研究指标,设有对照组,具有可比性。其意义在于前瞻性研究的结果是可信的,可做出科学的结论。

第三节　护理科研的程序

护理科研同其他科学研究一样,具有探索性、创新性和复杂性等特征,这决定了护理科研工作必须遵循一定的工作程序。科学合理的科研程序可以有效地指导研究活动,使得护理科研工作符合科学规律,取得科学结果。

一、选题

一个研究课题的确立,除了从护理实践和日常工作发现问题外,还需根据有关专业知识和理论,通过查阅国内外文献了解该研究问题的背景资料,帮助分析和选择研究内容、方法及提出预期的目的,确立研究的题目。选题必须符合需要性、目的性、实用性、先进性、科学性和可行性等基本要求。

二、立论

立论是对已经确立的研究选题提出一个预期性的答案,是对所要研究的问题做出一种因果关系的预测,也是通常所说的设立假说。假设是对已确立的研究问题,提出一个预期性的结果或暂时的答案,是研究者根据相关理论和知识的归纳推理,通过周密的思考,对需进行研究的问题做出一种因果关系的预测。假设的形成是任何研究工作中一项非常重要的步骤,研究前对要研究的问题提出预期的目的后,进行有针对性的科研设计和观察,通过实验来验证或否定。因此,立论必须正确,经得起实践的考验;必须能深刻反映事物的本质,揭示事物的内在联系与客观规律;必须观点鲜明,针对已确立的研究问题。

三、科研设计

确立研究课题后,研究者按预期研究目的选择具体设计内容、研究方法、研究对象和安排工作计划等。科研设计的主要内容如下。

（一）确立研究对象

此阶段要确定研究的样本和总体、样本的特征、入选标准和排除标准等。研究工作中的研究对象称为样本,它是总体的代表,需从样本的研究结果推论总体。样本的选择必须按科研设计规定的条件严格进行,并要服从研究的目的。在研究设计中选择样本应注意:①总体的条件须严格规定;②选取样本须按随机的原则;③足够的样本数。

（二）设对照组

大多数研究需设对照组,其目的是为了排除与研究无关的干扰因素,使结果具有可比性。为了减少误差,提高研究的精确度,突出实验主要因素的效应,对照组和实验组应尽可能在相同的条件下进行观察,凡与实验无关的因素,如性别、年龄、指标、方法和仪器等方面的因素,两组应保持基本一致。常用的对照方法有自身对照和组间对照等。

1. 自身对照　　指对照组和实验组的数据来自同一组样本。例如护理前后所测的数据都是来自同一组病人,称为自身对照方法。

2. 组间对照　　指相比较的两组数据来自两组不同的受试对象。例如所观察到的两组数据来自两组不同的研究对象,称为组间对照。

3. 随机分组　　随机是按机遇原则进行分组,其目的是排除干扰因素,使所有干扰因素能平均分到实验组和对照组内,以避免研究结果受研究者主观因素或其他方面误差的影响,并使抽出的样本代表总体。常用的方法有抽签法、摸球法、抛币法、随机数字表和均衡条件下的随机分组法等。

4. 观察指标　　指在研究中用来反映研究目的的某些现象及测量指标,也是确定研究数据的观察项目。通过分析观察指标,可从中归纳出研究结果。例如使用降压药时,测血压是观察降压作用的指标;又如身高、体重作为反映儿童发育状况的指标之一。观察指标应能如实反映研究设计的目的,能获得准确的结果和科学的判断,并应注意指标的客观性、合理性、灵敏性、关联性、稳定性、准确性和可行性。

四、科研资料的收集与处理

（一）原始资料的收集

原始资料指通过各种测量、问卷、调查和观察等方法从研究对象身上直接收集得到科研资料,也称为第一手资料。通过研究得到的资料分为:

1. 计量资料　　又称定量资料,指可用数字表示的资料,如血压、脉搏、呼吸、尿量、体重等。

2. 计数资料　　又称定性资料,指一些不可用数字表示的观察项目,没有度、量、衡单位,它们只能用(＋)或(－)来表示,如痛与不痛、咳嗽与不咳嗽等。

3. 等级资料　　又称半定量资料,是介于计量资料和计数资料之间的一种资料,即将观察单位按某种性质的不同程度分组计数的资料。例如护理工作满意度中的非常满意、满意、一般、不满意 4 个等级,按观察单位数来进行统计分析。

（二）资料整理和分析

研究的目的在于认识客观规律,通过实验或调查等方法收集到的大量资料和数据,需要进行科学的整理和加工,为最后进行科学分析和抽象概括做好准备。资料整理和数据处理就是对实验或调查获得的资料进行科学加工,对各类数据资料进行分类整理和统计学处理,分析比较不同观察组间各种现象的发生频率、组间差异,揭示各因素之间的相互关系,排除偶然现象,发现客观规律。要根据研究目的来进行取舍数据资料,凡是与研究目的相关联的正反两方面资料都应当选取,不能只选用与预期结果符合的所谓“有用资料”,而舍弃与预期结果不相符的资料,否则就可能出现重大偏差,甚至导致错误的研究结果和结论。

第四节　护理科研论文的写作

科研论文是研究工作的总结,也是科研工作的重要组成部分。论文内容包括选题背景、研究目的、资料来源、研究方法和对所得结果的分析、综合、归纳、演绎等。论文要有一定的格式,要求立意新颖,在理论上对实践有指导意义。护理论文的种类很多,由于内容、体裁、类型不同,具体格式也不尽相同,其中最重要、最有代表性的是护理科研论文(论著)。按照国际医学期刊编辑委员会于 20 世纪 70 年代后期制订的《生物医学期刊投稿统一要求》,其写作格式一般包括文题、作者署名与单位、摘要与关键词、正文、参考文献五个部分。其中正文是文章的主体部分,一般分为前言、对象与方法、结果、讨论、结论五个部分。

（一）文题

文题是论文的题目,又称题名、篇名或标题,是文章总纲,是读者认识全文的窗口。文题一般不超过 20 个汉字,英文题目一般不超过 10 个英文单词。文题应新颖醒目、言简意赅、具有信息性、富于吸引力,给人以深刻的印象,如"老年急性胆道感染病人的护理探讨——附 50 例观察报告"。

（二）作者署名与单位

在每篇文章的题目下面都应写上作者姓名和工作单位,以便编辑、读者与作者联系或咨询,也是对文章内容负责的表现,是作者权利与荣誉的体现。署名是护理科研论文的必要组成部分。

（三）摘要

摘要也叫文摘,是文章的内容提要,是简明、确切地综述文章重要内容的短文,是论文的高度概括,包含正文的主要信息,具有独立性。摘要的内容包括研究目的或背景、方法、结果和结论的四段结构式书写。摘要一般采用第三人称,不分段、不列表(图)、不引用文献、不加评论和解释。

（四）关键词

关键词是从文章中经过精心抽出的、最能表达论文主要内容、具有实质意义的词语,也是解释和描述论文主题内容、重要的、关键性的词语。关键词是论文的重要信息点,也是一篇论文的主题精华,是文摘的文摘。其目的是为了编制索引和检索系统,为读者查阅和编制二次文献带来方便。关键词应尽可能采用主题词表。先查中文汉语主题词表,如果没有相应的词,可以使用护理学科当前常用的词语。关键词一般不选用介词、连词等有语法功能而没有完整词汇意义的词。一篇文章可选 3～5 个关键词。关键词应写在摘要之下,无摘要的文章可写在文末或作者署名的下方。

（五）前言

前言亦称引言或导言,一般以 300 字左右为宜,主要是介绍本课题的研究背景、研究目的、研究范围和方法、起止日期、研究的价值及意义,不宜做自我评价和用"国内首创""填补空白"等词描述,也不必展开讨论,点明主题即可。

(六)对象与方法

对象与方法也可称为临床资料与方法。这部分内容是获得研究结果和论点依据的重要步骤,也是判断论文科学性和先进性的主要依据,应详细撰写。"材料"主要讲清楚作者用什么具体实验对象或什么具体的资料来进行研究;"方法"主要介绍用什么具体实验方法或用什么搜集资料的方法来收集资料。其撰写内容包括:

1. 研究对象　研究对象的入选标准、诊断标准和纳入/排出标准;入选研究对象的样本数;研究对象的性别、年龄、民族和其他特征;研究对象随机分组的方法。

2. 研究方法　写明基本设计方案,如前瞻性队列研究、病例分析等;写明研究场所,如门诊、住院或社区等;详细叙述实验的措施及执行方法;写清楚具体实施情况;说明测量指标及结果判断标准;介绍控制偏差发生所采取的措施。

3. 统计分析方法　介绍资料收集的方法、采用的统计学方法或统计分析软件等。

(七)结果

结果是论文的核心部分,反映了论文水平的高低和价值,是形成观点与主题的基础,是结论的依据,包括观察到的现象和收集到的数据。经过整理和统计学处理后,结果可用文字叙述的形式报告出来,也可采用统计图或表格来归纳研究结果。一篇论文的图和表不宜太多,凡能用文字说明的就不用列表。更不要将文字叙述与列图表重复使用。研究结果应具有真实性和科学性,结果部分根据不同情况分段叙述,按逻辑顺序描述结果,可不加任何评论。在结果表达时,应该注意以下问题:①数据表达要完整,数据不全应做解释,必要时需进行均衡性检验;②测量指标做了更改应做解释;③选择正确的统计学方法,并写明统计学方法和结果,对复杂的统计分析要做解释。

(八)讨论

讨论是论文的精华和主体部分,在整篇论文中占有举足轻重的地位,主要是对文章研究结果进行综合分析和理论说明。讨论是结果的逻辑延伸,是把实验结果提高到理论认识,通过对所进行的研究、实验和观察结果的归纳、分析、推理、阐述论证,阐明事物的内在联系,评价其意义,引出恰当的结论。讨论在一定程度上决定了论文的学术水平和价值。讨论的内容一般包括:①本研究的原理和概念;②所得结果的分析和评价;③结果反映的事物的内在联系;④从结果引出的推理和结论;⑤指出结果和结论的理论意义,对实践的指导作用和应用价值;⑥今后要解决的问题与展望及指明研究的不足之处或出现的误差等问题。

(九)结论

结论又称结束语、结语。它是在实践验证和理论分析的基础上,通过严密的逻辑推理而得出的富有创造性、指导性、经验性的结果。常见的结论内容包括:总结全文、强化主题、综合概括研究结果、提出解决问题的答案;指出本研究在理论和实践中的价值;对本课题提出进一步研究的建议。

(十)参考文献

参考文献是论文最后必须介绍的部分,也是论文的一个重要组成部分。在文章最后应列出本次研究工作所参考过的主要文献目录。它反映了论文的科学性,证实了论文写作是言之有据的,表示了对他人研究成果的尊重,体现了严谨的科学态度,提示了对本研究课题现状掌握的情况,提高了论文的学术价值。

（十一）参考文献的种类

参考文献种类很多,一般常引用书籍和期刊,所列参考文献要求如下:①不转用他人引用的文献,必须是作者亲自阅读过的文章;②文摘、内部刊物、内部资料和网上的文章均不列入参考文献中,必须是公开发表的文献;③引用论点不能断章取义,必须准确无误;④一般列5~10篇,按主次排列,先列出对本项研究帮助大的文献。正文中若引用文献（引文）,须在引文最后句号的右上角,标出一个带阿拉伯数字的方括号角码如[1],其顺序编码应与参考文献列出的文献序号相对应。

（十二）参考文献的检索途径

文献具有两种特征:书名、编著者、号码等外部特征;分类、主题、关键词等内容特征。

（十三）参考文献书写格式

参考文献的著录格式分为两种。期刊著录格式为:序号.作者姓名.题名.期刊名称,年份,卷(期):起止页[例如:1.赵淑兰.骨髓移植病人的特殊口腔护理.中华护理杂志,1990,25(3):25-26]。图书著录格式为:序号.作者姓名.书名.版本.出版地:出版者,出版年份:页(例如:2.林菊英,金乔.中华护理全书.南昌:江西科学技术出版社,1994:224-227)。

第五节　护理科研的管理

护理科研管理是科研管理人员运用科学管理的方法,组织执行护理科研计划,对科研选题、课题进度检查、科研成果产出、成果转化和成果奖励的管理过程。

一、护理科研计划的管理

（一）护理科研计划概念

科研计划是指按照预定的科研目标,根据科学技术发展的规律,通过预测分析,对未来一段时间内科学技术研究工作的过程做出的全面安排。护理科研计划包括护理科研规划和计划。护理科研规划是国家卫生建设总体规划的组成部分,由国家机关有关部门统一制订并下发执行;各医学院校和医院的护理科研计划根据国家护理科研规划和本单位实际情况以及医学发展需要制订,并按隶属关系审批,抄报上级单位备案。科研计划管理是组织制订和实施国家、部门、各单位科研计划的管理活动。

（二）护理科研计划的分类

护理科研计划可根据科研管理工作的需要按不同方法进行分类,可以有如下几种划分法。

1. 按内容划分　可分为课题计划、参研人员计划、科研经费计划、物资设备场所供应计划。

2. 按时间划分　可分为长期计划(10 年或 10 年以上)、中期计划(5～10 年)和近期或年度计划(1～3 年),此外还有周计划、月计划、季度计划等形式。

3. 按性质划分　可分为指令性计划、招标性计划、委托性计划和自由选择计划。指令性计划具有强制性和约束性,招标性计划有一定约束力,但不具强制性。

（三）计划实施的管理

1. 加强领导　计划管理部门要督促课题负责人严格检查实验、调查、观察等是否按照方案审慎认真进行,必要时要给予帮助,做好协调工作。要求详细记录并保存所有观察、实验数据和照片等,并指导总结各阶段的成果。

2. 监督检查　计划管理部门要深入课题组掌握情况,随时掌握计划的实施情况,发现问题后及时采取措施,并监督科研经费的合理使用。

3. 组织考核　计划管理部门要严格做好考核工作,以保证科研计划中阶段性目标的实现。凡验收不合格或中途被淘汰的项目,不能拨付后期资金。要提高科研工作效益,确保总计划的实施。

二、护理科研课题和项目的管理

科研活动最基本的单元是科研项目或课题。从事科研活动的最基本组织形式是项目组或课题组。科研活动是通过一个个科研项目或课题具体的完成来体现的。因此,项目或课题的管理可以说是科研计划管理的核心。

（一）护理科研课题和项目的概念

护理科研课题是为了解决一个相对单一并且独立的科学技术问题而确定的护理科研题目。护理科研项目是为了解决一组由若干科研课题组成的、彼此之间有内在联系的、比较复杂而且综合性较强的科学技术性问题所确定的护理科研题目。

（二）科研课题和项目的全程管理

科研课题和项目的管理应遵循科学研究的基本过程来进行。课题和项目管理由前期、中期、后期三个部分组成。其管理程序及内容如下。

1. 前期管理(即立题申报阶段)　工作内容包括:调查需求情况,确立研究目标,预测发展趋势,组织课题选题与申报,签订课题研究合同,编制经费预算,组织科研队伍,制订相应的政策措施。科研管理部门人员要提高管理水平,掌握最新科技信息,熟悉申报程序,为护理研究课题申报者当参谋,指导协助申报者,使其选题符合计划资助的选题范围;申报书要求书写规范,字迹清楚,文字简练,立题依据充分,论证全面准确,研究内容具体,目标明确,技术路线清晰;经费预算要适度;课题组成员结构要合理。

2. 中期管理(即实施管理阶段)　工作内容包括:科研信息管理、科研经费管理和科研制度管理。

（1）科研信息管理　科研管理人员可利用因特网等信息网络进行查询,及时了解护理学科动态,深入了解课题执行情况,并建立反馈系统,及时调整、完善科研设计,并对阶段性科研结果进行评价。

（2）科研经费管理　经费预算是护理科研计划的重要组成部分。经费应包括科研业务费、实验材料费、仪器设备使用费、协作费和机动费。对科研经费管理要从严从细,实行动态管理,改革科研经费拨付方式,采取分期拨款制。对科研项目要进行跟踪检查,对研究工作难以展开或因预期结果已丧失先进性、创新性、实用性的项目要及时终止或调整研究方向,使经费损失降到最低。可根据课题实际,采用经济核算制或科研合同制进行管理。

(3) 科研制度管理　科研管理部门要完善科研管理工作的规章制度,如科学研究、新技术开发和引进等科技项目的申报、审核制度,经费使用和审计等规章制度;还可运用"PDCA 循环"等方法实施管理,实现规范化、制度化管理。

3. 后期管理(即总结评审、成果推广阶段)　工作内容包括:课题总结、撰写论文、召开课题成果鉴定会、举办科技成果推广会议,把科技成果应用到临床实践,收集反馈应用信息,申报科研成果奖励。

(1) 科技成果管理　科研成果是科技工作者共同辛勤劳动的结晶,是国家的宝贵财富,必须严格管理。对科技成果的管理包括评议、鉴定、应用、推广、考核、评价、成果奖励等。①抓好科研资料的整理和总结。在科研工作各个阶段和完成全部工作之后,课题负责人应组织人员整理资料和进行统计分析,写出总结报告或科研论文。②认真做好科研成果鉴定。组织有关专家讨论、评议、写出评语,并对成果提出推广应用计划,对新理论、新技术、新疗法的安全性进行预测。③做好科研成果的应用和推广工作。成果通过鉴定后,要适时帮助举办推广应用学习班或专题讲座,也可以与上级科研部门、各级学术组织联合举办推广会议。最后,做好推广应用材料的收集、整理、归档工作,适时申报奖励。

(2) 科研评估管理　科研工作的评估是量化管理科研工作的重要内容之一,是引用竞争机制,实现科研工作管理目标的重要手段。通过制订各项指标对科研项目进行阶段性的定量评估分析,既可以及时掌握科研计划的实施情况,为科研管理提供控制和决策的依据,同时又可以使各个科研单位及时发现不足,进行适时调整和改进。另一方面,通过科研工作的评估,可以诊断出科研工作及科研管理中存在的问题,并采取相应的措施,在下一步工作中加以解决和克服,以保证科研项目的顺利实施和达到预期的结果。

现学现用

　　王明,男性,66 岁,因胸闷、咳嗽、咳痰 2 月余,在当地医院行止咳抗感染治疗,未见好转,于 2016 年 12 月 5 日步行入院。CT 检查示右上肺周围型肺癌,病人精神、食欲正常,大小便正常,夜间能安静入睡。双锁骨上及全身浅表淋巴结未触及,左右眼睑及面部轻度水肿,双侧颈静脉轻度怒张,心电图、肺功能均正常,具有手术指征。于 2016 年 12 月 21 日在全麻双腔插管及右颈内静脉、右股静脉分流的条件下,行右上肺肿瘤楔形切除加上腔静脉切除、人造血管置换手术。手术完毕换单腔插管回病房接呼吸机辅助呼吸,控制输液速度和总量,给予肝素液抗凝。

　　如果你是责任护士,请问:

1. 结合本案例,请你谈谈在选题中有哪些注意事项。

2. 请你根据本案例拟定一个研究论文的题目并进行撰写。

练习与检测

单项选择题：

1. 若研究者在研究中让研究对象过多地接受创伤性检查或承担增加检查项目的费用,这样做是侵犯了研究对象的哪一项基本权力?( )

A. 自尊的权力　　　B. 知情的权力　　　C. 自决的权力　　　D. 保护隐私的权力

2. 确立研究问题过程的主要步骤是( )。

A. 提出研究问题　　B. 查阅文献　　　　C. 假设形成　　　　D. 科研设计

3. 运用临床现有的资料如病历进行分析和总结的研究,称为( )。

A. 回顾性研究　　　B. 前瞻性研究　　　C. 试验性研究　　　D. 预期性研究

4. 下列可列入参考文献的资料是( )。

A. 会议文章　　　　B. 内部资料　　　　C. 文摘　　　　　　D. 期刊论文

5. 护理科研原则不包括( )。

A. 保护隐私原则　　B. 实事求是原则　　C. 科学性原则　　　D. 创新性原则

6. 护理研究应遵守的伦理原则不包括( )。

A. 有益原则　　　　B. 公平原则　　　　C. 保护隐私原则　　D. 科学原则

7. 护理科研计划按内容划分不包括( )。

A. 课题计划　　　　B. 参研人员计划　　C. 指令性计划　　　D. 科研经费计划

8. 一般要求前言的字数为( )。

A. 50 字左右　　　　B. 100 字左右　　　C. 200 字左右　　　D. 300 字左右

9. 下列属于文献的外表特征的选项是( )。

A. 主题　　　　　　B. 关键词　　　　　C. 学科分类　　　　D. 著者

10. 护理个案研究论文中一篇文章可选几个关键词?( )

A. 1~2　　　　　　B. 2~3　　　　　　C. 4~5　　　　　　D. 3~5

11. 论文题目不能太长,一般不超过( )。

A. 15 字　　　　　　B. 20 字　　　　　　C. 25 字　　　　　　D. 10 字

(12~15 题共用题干)

某社区医院对该社区内的中学生进行体检,获得了有关身高、体重、肺活量和胸围等数据,其中把男女生的身高数据进行分开对照,发现男生平均身高比女生平均身高高 7.6 cm;再把同龄组男女生身高各进行对照,发现同龄组的男生身高差在 4.1 cm,同龄组的女生身高差在 3.5 cm。

12. 请问这些资料属于何种类型的资料?( )

A. 计量资料　　　　B. 半计量资料　　　C. 等级资料　　　　D. 计数资料

13. 下列属于计数资料的选项是( )。

A. 血压　　　　　　B. 心率　　　　　　C. 体重　　　　　　D. 疼痛程度

14. 把男生、女生的身高数据进行分开对照,属于( )。

A. 自身对照　　　　B. 组间对照　　　　C. 随机对照　　　　D. 观察对照

15. 设对照组是为了减少误差,提高研究的精确度,对照组和实验组应尽可能在相同的条件下进行观察,凡与实验无关的因素应保持基本一致。下列不属于"与实验无关的因素"的是

（　　）。

    A.年龄   B.性别   C.指标   D.时间

答案：

1.B　2.D　3.A　4.D　5.D　6.D　7.C　8.D　9.D　10.D　11.B　12.A　13.D

14.B　15.D

（刘　瑶　孙　丽）

第十章　护理管理与法律

学习目标

了解：护理管理相关的法律法规。

熟悉：护士执业注册应具备的基本条件；医疗事故的定义、分级。

掌握：护士的职业权利、义务和护理依法执业问题。

运用：相关法律法规及条例指导护理职业行为；及时发现和处理护理活动中潜在的法律问题。

依法办事是每一个公民的责任和义务，医疗卫生管理法律法规在维护护士的合法权益、规范护理行为、促进护理事业的发展、保障医疗安全和人民健康的过程中起着非常重要的作用，尤其是近年来医疗纠纷明显增多，且处理结果未必能让医患双方都满意的情况下，渐渐突显出医务工作者法律知识欠缺的问题。因此，重视法律法规对医务人员的执业规范和监督作用是保障我国卫生事业健康发展的关键。护理人员是履行保护生命、减轻痛苦、增进健康的专业技术人员，与人的健康和生命息息相关，必须认真贯彻执行与护理有关的法律法规，按照法律法规进行护理服务。护理管理者也必须按照法律法规进行护理服务的规范管理。

案例引导

患者，女性，34岁，因"不孕症"就诊，各项检查后，发现患者患有梅毒。门诊护士将此信息告知了科室的其他护士和其他来就诊的患者。

请问：

1. 该护士的行为是否违反了法律法规？

2. 该护士的行为属于侵犯患者的哪一项权利？

第一节 概 述

一、护理管理相关的法律法规

卫生法是由国家制定或认可,并由国家强制力做保证,用以调整在卫生活动过程中所发生的各种社会关系的法律规范的总称。

卫生法体系是指由不同的调整对象的法律、法规组成的有机统一体系,卫生法由公共卫生法规、中医药法规和医疗保健与服务法规3部分组成。其中公共卫生法规又可以分为疾病预防与控制法规、职业与公共场所监督法规和产品监督法规,如《中华人民共和国传染病防治法》《医疗废物管理条例》《中华人民共和国职业病防治法》《女职工劳动保护条例》《中华人民共和国药品管理法》《医疗器械监督管理条例》等;中医药法规有《中华人民共和国中医药条例》《传统医学师承和确有专长人员医师资格考核考试暂行办法》《执业中药师注册登记管理办法》等;医疗保健与服务法规包括医疗服务法规、保健服务方面的法规和医疗保险法规,如《中华人民共和国执业医师法》及其配套法规,《护士条例》《中华人民共和国母婴保健法》《新生儿疾病筛查管理办法》《中华人民共和国社会保险法》等。

二、我国与护理相关的法律法规

(一)《护士条例》

中华人民共和国国务院第517号,2008年1月23日颁布,2008年5月12日起实施。

《护士条例》是由国务院制定并实施的,体现了国家对护理事业发展的高度重视,《护士条例》第一章第一条规定本条例的目的是维护护士的合法权益,规范护理行为,促进护理事业发展,保障医疗安全和人体健康。

《护士条例》第一章第二条对护士进行了界定:是指经执业注册取得护士执业证书,依照本条例规定从事护理活动,履行保护生命、减轻痛苦、增进健康职责的卫生技术人员。第二章第七条规定成为注册执业护士,应当具备下列条件:

(1)具有完全民事行为能力。

(2)在中等职业学校、高等学校完成国务院教育主管部门和国务院卫生主管部门规定的普通全日制3年以上的护理、助产专业课程学习,包括在教学、综合医院完成8个月以上护理临床实习,并取得相应学历证书。

(3)通过国务院卫生主管部门组织的护士执业资格考试。

(4)符合国务院卫生主管部门规定的健康标准。

护士执业注册申请,应当自通过护士执业资格考试之日起3年内提出;逾期提出申请的,除应当具备第(1)项、第(2)项和第(4)项规定条件外,还应当在符合国务院卫生主管部门规定条件的医疗卫生机构接受3个月临床护理培训并考核合格。

第二章第八条规定:申请护士执业注册的,应当向拟执业地省、自治区、直辖市人民政府卫生主管部门提出申请。收到申请的卫生主管部门应当自收到申请之日起 20 个工作日内做出决定,对具备本条例规定条件的,准予注册,并发给护士执业证书,对不具备本条例规定条件的,不予注册,并书面说明理由。护士执业注册有效期为 5 年。

第二章第九条规定:护士在其执业注册有效期内变更执业地点的,应当向拟执业地省、自治区、直辖市人民政府卫生主管部门报告。收到报告的卫生主管部门应当自收到报告之日起7 个工作日内为其办理变更手续。护士跨省、自治区、直辖市变更执业地点的,收到报告的卫生主管部门还应当向其原执业地省、自治区、直辖市人民政府卫生主管部门通报。

第二章第十条规定:护士执业注册有效期届满需要继续执业的,应当在护士执业注册有效期届满前 30 日向执业地省、自治区、直辖市人民政府卫生主管部门申请延续注册。收到申请的卫生主管部门对具备本条例规定条件的,准予延续,延续执业注册有效期为 5 年;对不具备本条例规定条件的,不予延续,并书面说明理由。护士有行政许可法规定的应当予以注销执业注册情形的,原注册部门应当依照行政许可法的规定注销其执业注册。

《护士条例》还规定了护士的权利和义务、医疗卫生机构的职责、护士执业法律责任等方面的内容。

《护士条例》突显了以下几个特点:①明确了政府在护理管理中要加强宏观监督管理;②对医疗机构提出了具体要求,如配备一定数量的护士,保障护士的工资、福利待遇等;③突显维护护士的合法权益;④强化了护士的权利和义务;⑤调整了护理执业规则,护士执业操作必须遵循的行为规范;⑥明确了法律责任,《护士条例》从卫生行政机关、医疗机构、护士和他人侵犯护士权益等层面来分别规定各自的违规责任,其制定和实施维护了护士的合法权益,规范了护理行为,促进了护理事业发展,使护士在执业活动中有法可依、有章可循。

(二)《医疗机构管理条例》

中华人民共和国国务院第 149 号颁布,1994 年 9 月 1 日起实施。

《医疗机构管理条例》是我国卫生立法史上一个重要的里程碑。《医疗机构管理条例》第一章第一条规定本条例的目的:为了加强对医疗机构的管理,促进医疗卫生事业的发展,保障公民健康。第一章第二条规定本条例的适用对象:从事疾病诊断、治疗活动的医院、卫生院、疗养院、门诊部、诊所、卫生所(室)以及急救站等医疗机构。它对医疗机构的规划布局、设置审批、登记执业、监督管理、法律责任等方面做了明确规定。目前,国家卫生与计划生育委员会(简称卫计委)围绕该条例制定了一系列配套规章,如《医疗机制管理条例实施细则》《医疗机构设置规划指导原则》《医疗机构基本标准(试行)》《医疗机构评审办法》《医疗机构评审委员会章程》和《医疗机构诊疗科目名录》《中外合资、合作医疗机构管理暂行办法》等。

(三)《医疗事故处理条例》

中华人民共和国国务院第 351 号颁布,2002 年 9 月 1 日起实施。

《医疗事故处理条例》第一章第一条明确规定其目的是:为了正确处理医疗事故,保护患者和医疗机构及其医务人员的合法权益,维护医疗秩序,保障医疗安全,促进医学科学的发展。

第一章第二条则对医疗事故进行了界定:医疗事故是医疗机构及其医务人员在医疗活动中,违反医疗卫生管理法律、行政法规、部门规章和诊疗护理规范、常规,过失造成患者人身损害的事故。此概念可以从三方面理解:医疗机构及其医务人员具有行为违法性;医务人员要有"过失"才能造成医疗事故;违法行为与造成的后果之间存在因果关系。

《医疗事故处理条例》第一章第四条对医疗事故的等级做了明确规定:

一级医疗事故:造成患者死亡、重度残疾的。

二级医疗事故:造成患者中度残疾、器官组织损伤导致严重功能障碍的。

三级医疗事故:造成患者轻度残疾、器官组织损伤导致一般功能障碍的。

四级医疗事故:造成患者明显人身损害的其他后果的。

《医疗事故处理条例》第三章第三十三条对不属于医疗事故的六种情形也做了规定:

(1)在紧急情况下为抢救垂危患者生命而采取紧急医疗措施造成不良后果的。

(2)在医疗活动中由于患者病情异常或者体质特殊而发生医疗意外的。

(3)在现有医学科学技术条件下,发生无法预料或者不能防范的不良后果的。

(4)无过错输血感染造成不良后果的。

(5)因患方原因延误诊疗导致不良后果的。

(6)因不可抗力造成不良后果的。

《医疗事故处理条例》还规定了医疗事故的预防措施及医疗事故发生后应采取的必要的措施,如病历资料保管和可疑物品封存、医疗事故报告制度、医疗事故技术鉴定和应承担的法律责任(具体包括行政责任、民事责任和刑事责任)等。

（四）《医疗废物管理条例》

中华人民共和国国务院第380号颁布,2003年6月16日起实施。

《医疗废物管理条例》是根据《中华人民共和国传染病防治法》和《中华人民共和国固体废物污染环境防治法》制定的。

第一章第一条规定其目的是:加强医疗废物的安全管理,防止疾病传播,保护环境,保障人体健康。

第一章第二条规定医疗废物是指医疗卫生机构在医疗、预防、保健以及其他相关活动中产生的具有直接或间接感染性、毒性以及其他危害性的废物。《医疗废物管理条例》的内容主要有:医院废物的概念;医疗废物的存放、转运和集中处置要求;医疗机构对医疗废物的管理要求;卫生行政部门的监督管理职责;以及未执行本条例的法律责任。相关法规包括:《医疗废物专用包装物、容器标准和警示标识规定》《医疗废物分类目录》《医疗废物管理行政处罚方法》《医疗卫生机构医疗废物管理办法》等。

第一章第三条规定了本条例适用于医疗废物的收集、运送、贮存、处置以及监督管理等活动。

（五）《医院感染管理办法》

原卫生部(现卫计委)第48号颁布,2006年9月1日起实施。

根据《中华人民共和国传染病防治法》《医疗机构管理条例》和《突发公共卫生事件应急条例》等法律、行政法规的规定,制定了《医院感染管理办法》。

第一章第一条规定其目的是:为了加强医院感染管理,有效预防和控制医院感染,提高医疗质量,保证医疗安全。

第一章第二条规定了本条例的适用对象:主要是针对各级卫生行政部门、医疗机构及医务人员诊疗活动中存在的医院感染、医源性感染及相关的危险因素进行的预防、诊断和控制活动。《医院感染管理办法》规定了医院感染管理的人员构成及其主要职责;医疗机构应遵循的与医院感染管理有关的规章制度和技术规范以及发生医院感染后的处理措施;卫生行政部门和医疗机构对专业人才培养的制度;卫生行政部门对所辖区域内的医疗机构的监督检查内容

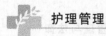

和处理措施;违反《医院感染管理办法》的处罚措施。相关文件包括:《医务人员手卫生规范》《艾滋病防治条例》《医院消毒卫生标准》《医院消毒供应室验收标准》《抗菌药物临床药物应用指导原则》《医院感染监测规范》。

（六）其他相关的法律法规

如《中华人民共和国传染病防治法》《临床护士规范化培训试行办法》《消毒管理办法》《继续护理学教育试行办法》《中华人民共和国环保法》《临床输血技术规范》《中华人民共和国精神卫生法》《中华人民共和国母婴保健法》《卫生技术人员职务试行条例》等。

第二节　护理管理中潜在的法律问题

一、护士的职业权利

《护士条例》第三章第十二到十五条规定,护士具有以下权利。

（一）保障护士的工资、福利待遇

在护士的权利方面,保障护士的工资、福利待遇被当作第一项权利。护士执业,有按照国家有关规定获取工资报酬、享受福利待遇、参加社会保险的权利。任何单位或者个人不得克扣护士工资,降低或者取消护士福利等待遇。对在艰苦边远地区工作,或者从事直接接触有毒有害物质、有感染传染病危险工作的护士,所在医疗卫生机构应当按照国家有关规定给予津贴。

（二）护理工作的职业卫生防护

护士执业,有获得与其所从事的护理工作相适应的卫生防护、医疗保健服务的权利。从事直接接触有毒有害物质、有感染传染病危险工作的护士,有依照有关法律、行政法规的规定接受职业健康监护的权利;患职业病的,有依照有关法律、行政法规的规定获得赔偿的权利。

（三）职称晋升和参加学术活动的权利

护士有按照国家有关规定获得与本人业务能力和学术水平相应的专业技术职务、职称的权利;有参加专业培训、从事学术研究和交流、参加行业协会和专业学术团体的权利。

（四）教育和参加培训的权利

培训既是护士的权利也是护士的义务,为了避免医疗机构出于压缩和减少医院开支的考虑,不给护士提供培训的机会,或者仅给予有限制的培训,《护士条例》中明确规定了医疗机构在护士培训中的义务。《护士条例》规定医疗卫生机构应当制定、实施本机构护士在职培训计划,并保证护士接受培训。护士培训应当注重新知识、新技术的应用,根据临床专科护理发展和专科护理岗位的需要,开展对护士的专科护理培训。

（五）执业知情权、建议权

护士作为医疗机构的主体,作为医疗行为的主要参加者,在执业上应当享有与医师同样的权利。执行护理任务的护士只有充分了解到患者疾病诊疗、护理等相关信息,才可能把护理工作做得更好,才能够保障护理质量。同时,护理人员作为国家认可的医疗卫生技术专业人员,在实际工作中可能会感知到我国医疗卫生工作中的问题,因此其有权利向医疗卫生机构和卫生主管部门的工作提出意见和建议。这也是宪法赋予公民的言论自由、参政议政的权利的具体体现。

(六) 护士的其他职业权利

护士培训、医疗机构配备护理人员的比例、政府对护理人员表彰等方面,也体现了对护理人员权利的保障。

二、护士的职业义务

《护士条例》第三章第十六到十九条规定,护士具有以下义务。

(1) 护士执业,应当遵守法律、法规、规章和诊疗技术规范的规定。

(2) 护士在执业活动中,发现患者病情危急,应当立即通知医师;在紧急情况下为抢救垂危患者生命,应当先行实施必要的紧急救护。护士发现医嘱违反法律、法规、规章或者诊疗技术规范规定的,应当及时向开具医嘱的医师提出;必要时,应当向该医师所在科室的负责人或者医疗卫生机构负责医疗服务管理的人员报告。

(3) 护士应当尊重、关心、爱护患者,保护患者的隐私。

(4) 护士有义务参与公共卫生和疾病预防控制工作。发生自然灾害、公共卫生事件等严重威胁公众生命健康的突发事件,护士应当服从县级以上人民政府卫生主管部门或者所在医疗卫生机构的安排,参加医疗救护。

三、护理依法执业问题

(一) 侵权行为与犯罪

侵权行为是指对国家、集体和个人的人身权利的行为侵犯,可通过民事方式(调节、赔礼、赔物、赔款等)来解决。这里指的是医疗机构及其医护人员在诊疗和护理过程中,因其具有民事违法性的医疗过错行为而导致患者合法权益受到损害。主要涉及侵犯自由权、生命健康权、隐私权。

患者的自由权受宪法保护,护士执业时,应重视、保证患者的自由权,例如护士以治疗的名义,非法拘禁或以其他形式完全限制和剥夺患者的自由,是违反宪法的。《刑法》第三百三十五条规定:医务人员由于严重不负责任造成就诊人员死亡或者严重损害就诊人健康的,处三年有期徒刑或拘役。护士执业时,应遵守执业道德,保护患者的隐私权,为患者提供优质服务。

《中华人民共和国传染病防治法》第四章第四十二条规定,护士执业时,得悉患者的隐私,不得泄露;《中华人民共和国传染病防治法》第六章第三十五条第一款规定,拒绝对传染病患者的水、污物、粪便进行消毒处理的,应承担法律责任。

犯罪是指一切触犯国家刑法的行为,会依法受到惩处。这里指的是医务人员在诊疗护理工作中,由于违反规章制度和诊疗常规、严重不负责任,造成就诊人死亡或者严重损害就诊人身体健康的行为。例如为患者注射药物前常规要进行查对,但是护士在为患者推注药物前自信药物没有错而没有查对,将错误的药物推注给患者,导致患者健康严重损害或死亡的,属于犯罪行为。

(二) 失职行为与渎职罪

主观上的不良行为或明显的疏忽大意,造成严重后果者属于失职行为。例如对危、急、重患者不采取任何急救措施或转院治疗,不遵循首诊负责制原则,不请示医生进行转诊,以致贻误治疗或丧失抢救时机,造成严重后果的行为;擅离职守,不履行职责,以致贻误诊疗或抢救时机的行为;护理活动中,由于查对不严格或查对错误,不遵守操作规程,以致打错针、发错药的行为;不认真执行消毒、隔离制度和无菌操作规程,使患者发生交叉感染;不认真履行护理基本职责,护理文书书写不实事求是等。违犯护士职业道德要求,如为戒酒、戒毒者提供酒或毒品是严重渎职行为。窃取病区麻醉限制药品,如哌替啶、吗啡等,或自己使用成瘾,视为吸毒。贩卖捞取钱财构成贩毒罪,将受到法律严惩。

(三)临床护理记录不规范

临床护理记录,是对患者患病和治疗过程的真实反映,不仅是检查衡量护理质量的重要标准之一,也是医师观察诊疗效果、调整治疗方案的重要依据。在法律上,临床护理记录也是具有法律效力的证明文件。在进行护理记录时,常见的容易引起法律问题的情况有:伪造记录;护理记录不及时或漏记、错记;涂改护理记录;护理记录缺损、丢失;护理记录自相矛盾或与医疗记录不相符等。以上情况均可能导致误诊、误治或引起医疗纠纷,若发生医疗纠纷或涉及刑事案件时,护理记录则可成为判断医疗纠纷性质的重要依据或侦破刑事案件的重要线索。因此护士应认真填写护理记录,防止对患者造成损害或引起潜在的法律问题。

(四)执行医嘱的问题

医嘱通常是护理人员对患者施行诊断和治疗措施的依据。一般情况下,护理人员应一丝不苟地执行医嘱,随意篡改或无故不执行医嘱都属于违规行为。但如发现医嘱有明显的错误,护理人员有权拒绝执行,并向医师提出质疑和申辩;反之,若明知该医嘱可能给患者造成损害,酿成严重后果,仍照旧执行,护理人员将与医师共同承担所引起的法律责任。

(五)麻醉药品与精神药品管理

根据《麻醉药品和精神药品管理条例》规定,麻醉药品和精神药品是指列入麻醉药品目录、精神药品目录的药品和其他物质,包括:阿片类、可卡因类、大麻类、合成麻醉药类及卫生行政部门指定的其他易成瘾癖的药品、药用原植物及其制剂。其只限用于医疗、教学和科研需要,只限用于设有病床具备进行手术或一定技术条件的医疗单位。

护理人员若将这些药品提供给不法分子倒卖或吸毒者自用,则构成参与贩毒、吸毒罪。因此,护理管理者应严格贯彻执行麻醉药品管理法律法规,如《麻醉药品和精神药品管理条例》《医疗机构麻醉药品、第一类精神药品管理规定》等,并经常对有条件接触这类药品的护理人员进行法律教育。另外,护理人员在保管、使用各种贵重药品、医疗用品、办公用品时不允许利用职务之便,将这些物品占为己有。否则,将被起诉犯盗窃公共财产罪。

(六)护理专业学生的法律身份问题

护理专业学生还不具备护士执业资格,在临床护理活动中不具备独立操作的资格,从法律角度讲,必须在执业护士的严密监督和指导下才能为患者实施护理操作,特别是侵入性操作。如在执业护士的督导下学生因操作不当发生差错或事故,除带教老师要负法律责任外,本人也要负责,但如果未经带教老师批准,擅自独立操作造成了患者的损害,就要承担法律责任。所以,护理专业学生进入临床实习之前,应该让其明确自己法定的职责范围。护士长在排班时,不可只考虑人员的一时短缺而将护理专业学生当作执业护士使用。

第三节 对 策

一、护理纠纷预防与处理

(一)概念

护理纠纷是指患者或其家属对护理过程、内容、结果、收费、服务态度等不满而发生的争执,或护患双方对同一护理事件的原因、结果、处理方式或轻重程度产生分歧发生争议,包括护理管理、护理技术和护士职业道德等方面的纠纷。

(二)护理纠纷的预防

1. 护理人员要学法、知法、懂法,依法行医,维护护患双方的合法权益 规范护理行为以适应当前举证责任倒置、《侵权责任法·医疗损害责任》新形势,在工作中要严格遵守法律、法规、规章制度、操作流程、护理常规,并按要求做好查对记录。在进行各种治疗护理工作前,要认真履行告知义务,维护患者的知情同意权、隐私保护权,必要时履行签字手续。疑为输液、输血、注射、药物等引起不良后果的,要严格按照《医疗事故处理条例》第二章第十七条规定要求保存实物。

2. 转变服务观念,改变服务模式,依章办事,以人为本,尊重患者 护士要站在患者的角度,为患者着想,处处理解、关心患者,更新观念,在诊疗活动中认识到自己的一言一行、一举一动可能会侵害到患者的利益,可能引发护理纠纷。

3. 重视护患沟通,学会沟通技巧 当前临床上绝大部分的护患纠纷是由于护患沟通不良或沟通障碍引起的。因此在工作中,护理人员态度要亲切和蔼,学会察言观色,多了解患者的心理,因人而异,灵活掌握说话的技巧和艺术,避免信口开河。

(三)纠纷的处理原则

《医疗纠纷处理办法》对医疗纠纷处理提出四项基本原则。

1. 依法处理原则 在处理医疗纠纷过程中,医患双方必须严格遵守相关的法律法规,依法处理,按章办事。

2. 维护稳定原则 发生医疗纠纷后,各方应首先保障医疗机构工作秩序,不得影响其他患者合法的医疗权利。

3. 公平公正原则 医患双方在处理医疗纠纷过程中应遵循公平、公正原则,既维护患者的合法权益,也要保护医疗机构和医务人员的合法权益。

4. 统一协调原则 发生医疗纠纷后,医院各部门应协调行动,维护医患双方的合法权益和医疗机构正常的工作秩序。

二、护理安全管理对策

（一）概念

护理安全管理是指为保证患者的身心健康，针对各种不安全因素进行有效的控制。护理安全管理是保障患者生命安全的必备条件，也是减少护理质量缺陷、提高护理水平的关键环节，是控制或消灭不安全因素、避免发生医疗护理差错和事故的客观需要。在护理安全管理当中，护理安全管理包括患者安全管理和护理人员的职业防护，但患者安全是管理的核心。

（二）护理安全管理措施

1. 建立健全的护理安全管理机制

（1）建立健全的护理安全管理组织　随着护理模式的转变，护理新业务、新技术的推广和应用，护理风险越来越大。建立健全的护理安全管理组织，可以使安全管理活动有系统、有计划、有目的地进行，达到有效监督和控制安全问题发生的目的。护理安全管理组织机构可定期开展全院性护理安全月活动，护理部每季度进行护理安全检查，各科设护理安全小组，每周进行安全检查，对护理安全问题进行分析，及时发现安全隐患并提出改进措施。真正做到每个环节有人抓，每个层面有人管，周有小结，月有总结，年有分析和报告。

（2）建立健全的护理安全管理制度　完善和制订各项护理安全管理制度。如急危重症抢救护理制度、抢救设施管理制度、药品管理制度、护理质量管理制度、围术期管理规范等，使护理人员在实践中参照执行。

（3）合理配置护理人力资源　护理部及时做好人才培养计划，保证充足的护理人员编制，满足患者的需求。实行人性化管理，弹性排班，及时调整人力资源，减轻护理人员的工作负荷，激发其工作积极性，让护理人员在轻松的心态下去工作，能有效减少各类差错事故的发生。

2. 提高护理人员的综合能力

（1）加强护理安全意识、法律意识和职业道德　教育护理人员要知法、懂法，方可依法和用法。定期对护士进行护理法制教育，学习《护士条例》《医疗事故处理条例》《中华人民共和国侵权责任法》等法律法规，以增强其法律意识。针对工作中不安全因素及产生的原因，认识护理工作的风险，提高护理人员自律及依法施护的意识。从思想和行为上处处体现"以人为本"的理念，提高工作效率和工作质量，防止发生差错、事故和护理纠纷。

（2）增强业务能力和技术水平　护理管理者应鼓励护理人员积极参加在职学习和技术训练，不断更新知识，提高专业护理水平和操作技能。同时，加强护理人员责任心教育，注重护士护理观念的培养，及时更新护理知识，分层次进行"三基"考核及专科化培训。

（3）规范护士职业行为　护理人员应严格执行各项规章制度，准确履行职责。认真执行交接班制度、分级护理制度、查对制度等护理核心制度，严密观察病情，及时处理安全隐患。按无菌技术操作规程做好消毒隔离工作，预防院内交叉感染。落实好药品管理及急救设备仪器管理制度。

（4）加强护士自我防护管理　进行职业安全防护教育，要求临床护士严格实施标准预防措施，认真执行职业暴露报告制度、职业暴露预防制度及职业暴露后的处理制度。

3. 营造护理安全文化，构建和谐的护患关系

（1）营造护理安全文化　在护理管理工作中，将安全文化视为一种管理思路，渗透到护理活动的全过程。培养护理人员安全管理的态度和理念，增强其工作责任心，规范安全护理行

为,以建立安全的保障体系。

（2）加强护患沟通　护理人员在诊疗护理活动中要严格执行告知义务,充分尊重患者的知情同意权。掌握好与患者交谈沟通的技巧,帮助患者建立起对医生、护士的信赖,并愿意提出需求和帮助,让患者觉得自己本身就是治疗中的一员。在交流中,护士应运用好沟通技巧,让有效沟通贯穿于护理的全过程。

（3）加强护理人文关怀　应用人文关怀、护理心理学等知识,维护患者的权利、体恤患者的痛苦、同情患者的困难、尊重患者的想法、打消患者的顾虑,努力让患者身心健康,确保护理安全。

三、护理风险管理对策

（一）概念

护理风险管理指对现有和潜在的护理风险的识别、评估、评价和处理,有组织、有系统地消除或减少护理风险的发生,以及其带给患者和医院的危害和经济损失,保障患者和所有医务人员的人身安全。

（二）预防和控制护理风险的措施

1. 健全护理风险管理机制　制订护理风险管理计划。首先识别护理风险,通过查找护理安全隐患,分析出现过的问题和教训,识别并确定目前存在的和潜在的护理风险问题,如给药、采血和压疮等问题。根据护理工作的实际情况,制订护理风险管理计划,明确护理风险防范措施,并按计划进行护理风险管理工作。

2. 健全护理质量控制体系

（1）制订护理风险的管理制度　如建立健全的护理质量与护理安全的核心制度、护理职业标准、新业务的临床应用指南以及规范的护理应急预案、督导和评审制度、护理人员培训制度、患者意见反馈制度等。

（2）建立护理风险监控组织　风险是客观存在的,具有不确定性,需要有一个专门的风险管理组织,负责评估、决策、组织、评价与培训,把护理风险和质量控制紧密结合起来,对工作中发现的重要风险事件进行跟踪,对容易危害护理人员和患者身心健康的不利因素,给予有效的控制和防范,为患者创造一个良好的就医环境。

（3）加强重点关键环节的监控　加强节假日、交接班、夜间重点时段的护理安全管理。做好急危重症患者护理及临床上疑难护理问题的指导,创造条件减轻护士工作时的心理压力;设立护士长每日夜查房制度,提供护理帮助;改革排班方式,实行弹性排班法;实现护理人力资源的优化配置。

3. 提高风险防范意识　护理风险教育是提高风险防范意识的基础。加强护理风险教育,开设有关职业道德教育、法律教育、安全教育、临床护理基本操作技能及专业理论知识等内容的讲座。教育护理人员在临床护理工作中树立法律意识,严格执行查对制度、落实分级护理制度、不良事件及护理投诉报告制度,规范护理文件书写。重视护患沟通,强化安全管理意识。

4. 鼓励患者参与风险防范　良好的护患关系,能使患者对护理人员以诚相待。护理人员应当树立一切以患者为中心的理念,时刻为患者的生命健康着想,认真耐心地对待患者的需求与疑问,理解患者在治疗期间的不适心理,充分尊重患者的知情同意权等法律权益,使患者正确认识医疗技术的有效性和风险性,严格执行告知义务。护患双方在共同提高对护理风险认知的前提下,进行有效的、良好的沟通,建立相互信任、相互理解、相互支持、共同承担风险的护患关系。

 现学现用

　　患儿,男,40 天,因"咳嗽伴喘息 1 天"入院,诊断为支气管肺炎,于次日早上 6 时给患儿抽血化验。抽血时护士嘱咐患儿母亲不要靠前,抽血后护士忘记松开止血带,而患儿母亲也没发现止血带还扎在患儿上臂。抽完血后,患儿哭闹不止,患儿母亲以为患儿是感冒难受。于晚上 8 时,母亲给患儿换衣服时,发现患儿的左手冰凉,左胳膊上臂扎着止血带,止血带以下部位发黑、硬肿。后经积极治疗仍无效果,导致截肢。

　　请问:

　　1. 这个案例是否构成医疗事故?

　　2. 如果你是护士长,应如何防止此类事件的发生?

练习与检测

单项选择题:

1.《护士条例》2008 年 1 月 23 日由中华人民共和国国务院第 517 号公布,自(　　)起施行。

A. 2008 年 5 月 12 日　　　　　　　　B. 2008 年 1 月 12 日

C. 2010 年 5 月 12 日　　　　　　　　D. 2010 年 7 月 1 日

2. 护士执业注册的有效期为(　　)。

A. 2 年　　　　　B. 5 年　　　　　C. 8 年　　　　　D. 10 年

3.《中华人民共和国侵权责任法》自(　　)起施行。

A. 2009 年 12 月 25 日　　　　　　　　B. 2010 年 1 月 1 日

C. 2010 年 5 月 1 日　　　　　　　　D. 2010 年 7 月 1 日

4. 护士申请延续注册的时间应为(　　)。

A. 有效期届满前半年　　　　　　　　B. 有效期届满前 30 日

C. 有效期届满后 30 日　　　　　　　　D. 有效期届满后半年

5. 护士在紧急情况下为抢救患者生命实施必要的紧急救护,应该做到以下几点,但不包括(　　)。

A. 必须依照诊疗技术规范

B. 必须有医师在场指导

C. 根据患者的实际情况和自身能力水平进行力所能及的救护

D. 避免对患者造成伤害

6. 以下哪项不属于专科护士的职能?(　　)

A. 提供某一领域的临床护理服务

B. 开展专科领域的护理研究

C. 为同业的护理人员提供专科领域的信息和建议

D.为专科疾病的诊断和治疗提供建议和指导

7. 申请注册的护理专业毕业生,应在教学或综合医院完成临床实习,其时限至少为(　　)。

A.6个月　　　　　B.8个月　　　　　C.10个月　　　　　D.12个月

8. 护士发现医师医嘱可能存在错误,但仍然执行错误医嘱,对患者造成严重后果,该后果的法律责任承担者是(　　)。

A.开写医嘱的医师　　　　　　　　B.执行医嘱的护士

C.医师和护士共同承担　　　　　　D.医师和护士无须承担责任

9. 可以组织护士专业培训的机构是(　　)。

A.护士所在的医疗卫生机构　　　　B.卫生行政部门

C.学术团体　　　　　　　　　　　D.以上都是

10. 《护士条例》的根本宗旨是(　　)。

A.维护护士合法权益

B.促进护理事业发展,保障医疗安全和人体健康

C.规范护理行为

D.保持护士队伍稳定

11. 关于申请护士执业注册,错误的是(　　)。

A.申请人向拟执业所在地的省级人民政府卫生主管部门提出申请

B.护士执业注册的受理期限为20个工作日

C.护士执业注册证书包含有效期信息

D.护士执业注册证书不包含护士执业地点信息

12. 造成患者中度残疾、器官组织损伤导致严重功能障碍的事故属于(　　)。

A.一级事故　　　　B.二级事故　　　　C.三级事故　　　　D.四级事故

13. 某院早产婴儿放于保温箱,医院突然停电,导致保温箱温度不能保证,致婴儿死亡,这起医疗事故的级别是(　　)。

A.一级事故　　　　B.二级事故　　　　C.三级事故　　　　D.四级事故

14. 取得以下哪种法律文书,则代表持有者具备护士执业资格,可以从事护理专业技术活动?(　　)

A.《护士执业证书》　　　　　　　　B.高等学校护理学专业毕业证书

C.《专科护士培训合格证书》　　　　D.《护理员资格证书》

15. 护士执业注册被吊销,是指(　　)。

A.基于特定事实的出现,卫生行政部门依据法定程序收回护士执业注册

B.不具备取得护士执业注册的条件而取得护士执业注册的,由有关行政机关予以吊销

C.具备取得护士执业注册的条件,但因执业注册所依据的法律、法规、规章修改或废止,或客观情况发生重大变化,基于公共利益的需要,由有关行政机关予以吊销

D.护士取得执业注册后从事违法活动,行政机关依法予以吊销执业注册

答案:

1. A　2. B　3. D　4. B　5. B　6. D　7. B　8. C　9. D　10. A　11. D　12. B　13. A
14. A　15. D

(李惠子)

第十一章　护理信息管理

学习目标

了解：信息、护理信息的相关概念。

熟悉：护理信息管理的特点和分类。

掌握：医院护理信息管理系统的基本内容。

运用：将护理信息管理系统更好地运用于临床护理工作中。

当今世界已进入信息化时代，各个领域已形成了较完善的信息管理系统。护理信息管理系统是一个可以迅速收集、储存、处理、检索、显示所需动态资料，并进行对话的计算机系统，是信息科学与计算机技术在护理工作中广泛应用的表现。系统的适用性、可靠性、科学性、先进性、法律效应性是医院信息管理系统开发的前提。其作为医院护理管理工作中的重要组成部分，使护理工作走上科学化、标准化、现代化管理的轨道，对提高护理质量、促进护理事业的发展具有十分重要的作用。而且信息能够提供制订护理工作计划、科研计划和教学计划，以及进行工作总结的科学依据，也是绩效考核、晋升、晋级不可缺少的参考资料。

医院管理者应利用最先进的管理思想和技术手段，制订出最有效的管理方法，乃至于医院的战略决策。

案例引导

　　某医院护理部利用计算机在"护理专栏"中，更新"患者入院健康评估表"，发布"质量控制组检查结果及分析""护理文件书写比赛要求"等，减少了护士开会次数，护士获得的资料完整、可靠、及时。同时护士运用计算机系统对住院患者信息、医嘱、药物、费用等进行管理，减少了护士资源的浪费，增加了护士直接为患者护理的服务时间，同时也提高了护理质量。

　　请问：

　　护理信息技术在护理行政、业务技术及质量管理中有哪些作用？

第一节 概 述

（一）概念

信息的定义泛指情报、消息、数据、指令、信号等有关知识，通常用声音、图像、文字、数据等方式进行表达。从广义上讲信息也是一种能量，可以影响事物的变化，对社会产生巨大的创造力。一个部门的组织程度越高，它的信息量就越大。

护理信息的定义是指在护理活动中产生的各种情报、消息、数据、指令、报告等总称，是护理管理中最活跃的因素。护理信息管理是为了有效地开发和利用信息资源，以现代信息技术为手段，对医疗及护理信息资源的利用进行计划、组织、领导、控制和管理的实践活动。简单地说，护理信息管理就是对护理信息资源和信息活动的管理。

（二）护理信息的特点

1. 来源广泛 护理信息有来自患者、家属、医生的，也有来自治疗、检查、化验的，还有来自药品、仪器、设备的。这些信息往往互相交错、互相影响。

2. 内容繁杂 护理工作与医技、药房、后勤、检验等部门均有广泛联系。护理工作自身包括业务技术、护理质量、护理人员及物品、护理科研等方面。这些来自护理系统外部和内部的信息各不相同，并且文字信息多，能够量化的信息较少。

3. 随机性大 日常护理工作，带有突发事件性质，如急诊、出入院随时发生，患者病情随时变化等，均无规律可言，需要护理人员具备准确的观察力、敏锐的判断和综合分析能力。

4. 质量要求高 许多护理信息直接关系到患者的健康和生命，其完整、及时、准确、可靠性要求都很高，容不得一丝马虎。如在患者病情危重时、病情突变危及生命时，信息判断失误、处理失误，可造成不可挽回的损失。

另外，护理信息主要是与人的健康和疾病有关的信息，由于健康和疾病处于动态变化状态之中，护理信息因而还具有流动性和连续性的特点。

（三）护理信息管理的内容

1. 住院患者信息管理系统 住院患者管理是医院管理的重要组成部分，其耗用医院大量的人、财、物等资源。应用该系统前，护士需耗费大量的时间去办理收费、记账、填写各种卡片等间接护理工作。应用该系统后，患者办理了住院手续，其信息会在病区护士站电脑终端显示，有利于护士及时准备床单位，患者到病区后即可休息。同时患者刷卡后，可直接打印患者一览表卡、床头卡等相关信息。这些信息同时与药房、收费处、病案室、统计室等部门共享。这样既强化了患者的动态管理，又节约了护士的间接护理工作时间。

2. 住院患者医嘱处理系统 该系统由医生在电脑终端录入医嘱，在护士站电脑终端中显示，经核实医嘱无疑问后确认即产生各种执行积累单及当日医嘱变更单、医嘱明细表；确认领取昨日、当日、明日药后，病区药房自动产生请领总表及单个患者明细表；药费自动划价后与收费处联网入账；住院费及部分治疗项目按医嘱自动收费。该系统由医生录入医嘱，充分体现出

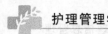

医嘱的严肃性、法律效应性。

3. 住院患者药物管理系统 本系统在病区电脑终端上设有借药及退药功能,在患者转科、出院、死亡及医嘱更改时可及时退药,并根据患者用药情况设有退药控制程序,避免人为因素造成误退药、滥退药现象。

4. 住院患者费用管理系统 该系统根据录入的医嘱、诊疗、手术情况,在患者住院的整个过程中可以随时统计患者、病区费用的管理信息,如患者的费用使用情况等;科室在某一时间段的入院、出院情况;各项收入比例,这有利于调整费用的结构,达到科学管理。

5. 手术患者信息管理系统 该系统在外科各病区电脑终端输入手术患者的信息,如拟行的手术方式、是否需安排器械护士、是否需特殊器械、手术时间、麻醉会诊邀请等。麻醉会诊后录入手术安排的时间,手术间号,麻醉、器械、巡回人员名单,术前用药,特殊准备意见等,使病区与手术室之间紧密衔接。

6. 护理排班信息系统 该系统上设有护士长排班系统。护士长录入密码后显示排班程序,进行排班、修改、打印,与护理部通过电子邮件保持联络,使信息沟通便捷。

护理信息系统在计算机专业人员和护理人员的共同努力下,将不断开发新的护理信息处理系统软件,使护士在护理信息处理中更方便、更科学、更完善。

(四) 护理信息管理的分类

1. 护理行政信息管理 病区护士长可利用计算机进行排班、查阅出勤情况、考核护理人员工作质量,同时可以了解患者情况、医药费用、患者动态。护士长要制订相应的护理信息管理制度及护理信息使用制度,维护护理信息的真实性、可靠性,同时还要对护理人员进行计算机的应用与管理培训,防止数据的丢失或损坏,如必要材料的备份、定期对系统进行维修与保养等。

2. 护理业务信息管理 护理业务信息系统的内容有护理计划、患者病情、医疗计划、医嘱、患者饮食等,项目繁多,内容复杂。护理人员在输入护理信息时,一定要认真负责,按照统一规范的输入方法输入。要有专人负责定期对各系统进行整理,保证护理信息收集内容全面、格式正确。

3. 护理质量信息管理 将护理质量评分标准输入计算机,建立数据库。将护士长、科护士长、医院护理质量控制小组、护理部各项检查、护理工作报表等数据输入计算机,使信息得到准确、及时的储存。利用计算机将储存的信息进行运算、统计、分析后,可将各科室护理工作质量以报告的形式输入,准确地评估护理工作强度和护理工作质量,便于护理管理,提高护理质量。

4. 护理科研信息管理 护理人员通过计算机建立各种信息库,如将特殊病例、科研数据、科研成果、新业务技术等输入计算机并储存,应设立密码,防止他人窃取或删除。计算机还可以管理护理人员的科技档案,例如对个人学习经历、学习成绩、论文及著作、发明、专利、科研成果等进行记录和统计,以了解护理人员的科研状态和科研能力,为晋升、深造、选派科研人才提供有力的依据。

5. 供应室信息管理 供应室是医院无菌器材的供应中心,主要承担清洁、消毒、保管和发放工作。利用计算机进行信息管理,可将物品的种类、数目、价格、发放情况、回收情况、使用后损坏情况输入,并提供有效的、可靠的管理信息。

6. 重症监护室信息管理 重症监护室收住大型手术后及严重创伤的患者,这些患者病情变化大、变化快,需要建立一个能对人体重要的生理、生化指标有选择地进行经常性或连续性监护的系统。这个系统必须具有信息储存、显示、分析和控制功能。通过以计算机为核心的监护系统,护士可及时发现病情变化并做出应急处理,降低了护士的疲劳性观察,也减少了手工操作及主观判断造成的误差。

第二节 计算机在护理工作中的应用

(一) 护理电子病历

护理电子病历提供患者生命体征记录和各类护理文档记录功能,包括护理评估单、患者体温单、护理记录单(包括一般护理记录、危重患者护理记录、首次护理记录、术后护理记录、分娩记录等)等。护理电子病历是电子病历的重要组成部分,也是评价电子病历系统实现水平的指标之一。目前,国内使用比较成熟的是电子体温单系统,可用图形化方式直观再现患者的生命体征信息。之后,又陆续出现了护理记录、入院评估、患者护理安全风险评估等的应用案例,并不断发展完善,形成了护理电子病历系统的雏形。

(二) 条码与自动识别技术

条码技术在医院信息系统中的应用已经很成熟,如检验条码、患者身份条码(手腕带)、检查申请条码、物资设备条码等。条码在护理信息系统中的应用集中在配液系统(输液贴)、消毒物品跟踪管理系统(消毒物品条码)、病区内医用耗材管理系统(耗材条码),近两年,国内也开展了输液条码、消毒物品条码化管理、射频识别婴儿防盗系统的研究性应用。条码(1D,2D 条形码,RFID)与自动识别技术的应用,极大地解放了劳动力,提高了准确率和效率。

(三) 移动护士工作站

移动护士工作站改变了护士的工作模式。移动护士工作站以医院信息系统为支撑平台,以终端掌控电脑为硬件平台,以无线局域网为网络平台,充分利用医院信息系统的数据资源,实现医院信息系统向病房的扩展和延伸。个人数字助理的高端产品,即终端掌控电脑,作为一种较为理想的患者床旁信息采集设备,它将临床护理工作有效地延伸和扩展到病人床旁,具有移动性、便携性、适时记录和修改功能。目前,国内一些医院信息系统建设较好的医院陆续建立床旁移动信息系统,该系统借助病房无线网络覆盖,患者身份、药品及检验标本条形码识别,采用护理操作掌上电脑主动提醒功能,主要用于护士进行药物治疗、采集检验标本时核对患者的身份、记录患者的各种护理信息、跟踪医嘱的实际执行过程,兼具查询患者信息和统计护士工作量等功能,解决了护士在实际的移动办公中最需要解决的问题。

(四) 医护患呼叫对讲系统

该系统可使患者随时清楚护士所在方位,护士在病房工作时也可直接与呼叫的患者对话,及时动态了解患者需要,避免医疗纠纷。同时,当医护人员进入病房护理患者时,可根据需要呼唤增派医护人员到场,使患者得到及时的护理。

(五) 护士长电子工作手册

护士长手册是护士长工作的备忘录,是通过统一格式反映护士长工作计划以及实施、落实情况的记录本,是护士长管理工作中必不可少的工具。但传统的护士长手册存在信息量少,记录不及时以及护士长变更后资料缺乏连续性,不能动态地反映护士长管理的全过程等缺陷。网络化护士长电子工作手册增强了护士长工作的计划性,有利于护理部对护士长工作的实时监控,使管理信息的及时性、准确性、连贯性得到了保障。

现学现用

为了全面了解护理人员的业务技术能力,考核其业务水平和技术能力,从而使人才得到合理使用、准确晋升和有计划地培训,某医院护理部拟建立全院护理人员电子技术档案。

请问:

1. 请说明如何收集这些信息?

2. 护理部主任如何有效地利用这些信息?

练习与检测

单项选择题:

1. 护理信息的特点不包括( )。

A.内容繁杂　　　　B.随机性大　　　　C.质量要求高　　　　D.来源狭窄

2. "护理信息储存于计算机中,各级护理人员可以通过医院的计算机网络方便地共享信息资源"表明了理护理信息的( )。

A.可识别性　　　　B.不可储存性　　　　C.可传递性　　　　D.可替代性

3. "信息是一种可创造价值的知识,它的价值不但可以替代资本、劳动力、物资,而且比它们更重要"表明了护理信息的( )。

A.可识别性　　　　B.不可储存性　　　　C.可传递性　　　　D.可替代性

4. 下列哪项不是护理信息的特点?( )

A.相关性　　　　B.生物医学属性　　　　C.准确性　　　　D.非连续性

5. 护理论文检索和护理诊断查询主要用下列哪种方式获得信息?( )

A.口头方式　　　　B.文书传递　　　　C.简单的计算工具　　　D.计算机处理

6. 护理信息较常用的传递方式是( )。

A.口头方式　　　　B.文书传递　　　　C.简单的计算工具　　　D.计算机处理

7. 下列哪项不是口头方式传递信息的特点?( )

A.错误的责任有时难以追查　　　　　　B.简单易行

C.晨交班用　　　　　　　　　　　　　D.不容易发生错误

8. 利用计算机处理信息不包括( )。

A.无逻辑判断能力　　　　　　　　　　B.有大容量记忆功能

C.计算精确度高　　　　　　　　　　　D.是一种先进的信息管理方式

9. 目前计算机管理系统在护理管理中的应用不包括( )。

A.住院患者医嘱处理系统　　　　　B.住院患者信息管理系统

C.住院患者药物管理系统　　　　　D.社区卫生服务处理系统

10.护理信息系统的描述,下列哪项不正确?(　　)

A.收集信息　　　　B.整理信息　　　　C.处理信息　　　　D.储存信息

11.护理信息最常用的传递方式是(　　)。

A.人工处理　　　　B.口头方式　　　　C.文书方式　　　　D.计算机处理

12.下列哪项不是口头传递信息方式的特点?(　　)

A.速度较快　　　　　　　　　　B.容易发生错误

C.错误的责任有时难以追查　　　　D.较可靠

13.文书传递信息的优点不包括下列哪项?(　　)

A.保留时间长　　　B.有据可查　　　C.容易发生错误　　D.传递速度较慢

14.抢救患者时常用的信息传递方式是(　　)。

A.人工处理　　　　B.口头方式　　　　C.文书方式　　　　D.计算机处理

15.患者的体温和脉搏属于下列哪类信息?(　　)

A.自然信息　　　　B.生物信息　　　　C.社会信息　　　　D.发展信息

答案:

1.D　2.C　3.D　4.D　5.D　6.A　7.D　8.A　9.D　10.B　11.C　12.D　13.C

14.B　15.B

(李惠子)

References

[1]　李继平.《护理管理学》[M].3 版.北京:人民卫生出版社,2015.

[2]　张振香,罗艳华.《护理管理学》[M].2 版.北京:人民卫生出版社,2013.

[3]　段艮芳,王静.《护理管理》[M].北京:高等教育出版社,2013.

[4]　苏兰若.《护理管理学》[M].3 版.北京:人民卫生出版社,2013.

[5]　王凤玲,李金芝.《护理管理学》[M].南京:东南大学出版社,2006.

[6]　卢省花,朱启华.《护理管理学》[M].南昌:江西科学技术出版社,2007.

[7]　常唐喜,张秀云.《护理管理》[M].2 版.北京:高等教育出版社,2005.

[8]　杨英华.《护理管理学》[M].北京:人民卫生出版社,2002.

[9]　刘化侠.《护理管理学》[M].北京:人民卫生出版社,2004.

[10]　于淑霞.《护理管理学》[M].2 版.北京:北京大学医学出版社,2016.

[11]　雷巍娥,贺伟,彭艾莉.《护理管理学》[M].北京:北京大学医学出版社,2011.

[12]　郑翠红.《护理管理学基础》[M].北京:人民卫生出版社,2014.

[13]　周颖清.《护理管理学》[M].北京:北京大学医学出版社,2009.